Dr. Sakshi Kiran
Dr. Suma B. S.
Dr. Nirmala Kumari

Triagem para doenças bucais

Dr. Sakshi Kiran
Dr. Suma B. S.
Dr. Nirmala Kumari

Triagem para doenças bucais

Procure por doenças não reconhecidas

ScienciaScripts

Imprint

Cover image: www.ingimage.com

This book is a translation from the original published under ISBN 978-620-8-41697-3.

Publisher:
Sciencia Scripts
is a trademark of
Dodo Books Indian Ocean Ltd. and OmniScriptum S.R.L publishing group

120 High Road, East Finchley, London, N2 9ED, United Kingdom
Str. Armeneasca 28/1, office 1, Chisinau MD-2012, Republic of Moldova, Europe
Managing Directors: Ieva Konstantinova, Victoria Ursu
info@omniscriptum.com

Printed at: see last page
ISBN: 978-620-8-53685-5

Índice

INTRODUÇÃO

"A primeira riqueza é a saúde"

- Ralph Waldo Emerson

A procura ativa de doenças em pessoas aparentemente saudáveis é um aspeto fundamental da prevenção.[1] O tema da deteção precoce de doenças é vasto e ultrapassaria claramente a nossa capacidade de ser exaustivo. Idealmente, o controlo de uma doença deveria ser possível, quer impedindo a ocorrência da doença, quer curando aqueles que a desenvolvem com um tratamento adequado. Atualmente, nem a prevenção nem o tratamento são completamente bem sucedidos para a maioria das doenças. Com a identificação ativa de uma doença ou de um estado de pré-doença em indivíduos que se presumem saudáveis, mas que podem beneficiar de um tratamento precoce, a evolução clínica da doença será alterada e o prognóstico melhorado. Devido à convicção profundamente enraizada entre os médicos de que o "diagnóstico precoce" de uma doença é benéfico, muitos consideram que o rastreio é necessariamente eficaz.[2] Os cientistas e profissionais de saúde pública contribuem fornecendo e avaliando as provas relativas aos benefícios e malefícios do rastreio, gerindo programas de rastreio e informando as expectativas do público e de outras partes interessadas.[3] Parte-se frequentemente do princípio de que os testes de rastreio têm de envolver algum tipo de procedimento tecnológico, como uma radiografia ou um teste laboratorial. No entanto, a despistagem pode envolver exames clínicos simples, como a avaliação da tensão arterial, ou um historial, como o Michigan Alcohol Screening Test, que é um conjunto de perguntas (Selzer et al. 1979).[4] No entanto, foi o aparecimento de testes de despistagem tecnologicamente dispendiosos nas últimas décadas que chamou a atenção para a necessidade de uma avaliação crítica da despistagem e para a importância dos programas de despistagem.

Apesar dos grandes progressos registados na saúde geral das populações de todo o mundo, de acordo com relatórios recentes da Organização Mundial de Saúde, as doenças orais continuam a ser amplamente prevalecentes em todo o mundo. [5] As doenças orais, tais como a cárie dentária, as doenças periodontais, a perda de dentes, as lesões da mucosa oral e os cancros da orofaringe, as doenças orais relacionadas com o vírus da imunodeficiência humana/síndrome da imunodeficiência adquirida (VIH/SIDA) e os traumatismos oro-dentários são uma causa de grandes problemas de saúde pública em todo o mundo.[6] A cárie dentária e as doenças periodontais têm sido historicamente consideradas como os mais importantes problemas de saúde oral a nível mundial. A cárie dentária ainda afecta 60%-90% das crianças em idade escolar e a grande maioria dos adultos, chegando por vezes a atingir 100% dos adultos. Na maioria dos países desenvolvidos, o acesso aos cuidados dentários é muito limitado e os dentes cariados não são tratados ou são extraídos devido à dor. A desdentação entre adolescentes e jovens adultos é uma ocorrência comum. A maioria das crianças tem alguma forma de gengivite e a periodontite grave, com a consequente perda de dentes, é observada em 5%-15% da população adulta.[5,6] A situação é ainda mais grave, uma vez que, de acordo com Leake et al, no futuro, o acesso aos cuidados dentários poderá piorar na maioria dos países, à medida que as tendências demográficas, de doença e de desenvolvimento se forem repercutindo nos sistemas nacionais de cuidados de saúde oral.[7] Todos estes factores, juntamente com a recente moda de que "mais vale prevenir do que remediar" e "um ponto no tempo salva nove", levaram a uma torrente de programas de rastreio das doenças orais em todo o mundo.

HISTÓRIA DO RASTREIO:

- Os potenciais benefícios do rastreio foram demonstrados pela primeira vez pela utilização da radiografia em miniatura em massa (MMR) para a identificação de indivíduos com tuberculose (TB), tendo-se tornado comum em muitos países após a disponibilização de um tratamento eficaz da TB a partir de 1946.[8]
- Posteriormente, o rastreio foi considerado para outras doenças crónicas, especialmente nos Estados Unidos, onde foi aprovada uma lei sobre o controlo das doenças crónicas e a disponibilidade do rastreio no final da década de 1950.
- No século [XIX], ***Raffle*** e ***Gray*** identificaram ***Horace Debell***, um médico londrino que promoveu exames periódicos abrangentes e exortou as pessoas a prevenir a doença. Sugeriu que os médicos deveriam dar conselhos sobre as condições de vida e outras medidas necessárias para evitar a progressão da doença.[9]
- ***Thorner*** e ***Remein***, do Serviço de Saúde Pública dos Estados Unidos, publicaram uma das primeiras análises exaustivas da despistagem.[10]
- ***Morris Collen,*** um diretor médico da Kaiser Permanente Health Maintenance Organization em Oakland, Califórnia, defendeu o rastreio regular e os exames médicos exaustivos dos adultos para detetar doenças crónicas.[11]
- ***Wilson***, do Reino Unido, trabalhou com um bioquímico sueco***, Jungner***, para desenvolver critérios sugeridos que deveriam ser cumpridos antes da adoção de um programa de despistagem[2].

CONCEITOS EM MATÉRIA DE RASTREIO

Definição:

McKeown, em 1968, definiu a despistagem como ***"a investigação médica que não decorre de um pedido de aconselhamento de um doente relativamente a uma queixa específica"***. [12]

Esta definição de despistagem abrange:

(1) investigação para a validação de um procedimento; ou

(2) testes efectuados por razões de saúde pública; ou

(3) como uma contribuição direta para a saúde do indivíduo.

The United States Commission on Chronic Illness (1957) como ***"a identificação presuntiva de uma doença ou defeito não reconhecido através da aplicação de testes, exames ou outros procedimentos que podem ser aplicados rapidamente".*** [13]

Em 2000, o Comité Nacional de Despistagem do Reino Unido (atualmente parte da Public Health England) definiu a despistagem como ***"um serviço de saúde pública em que se faz uma pergunta ou se oferece um teste a membros de uma população definida, que não têm necessariamente a perceção de que estão em risco ou já foram afectados por uma doença ou pelas suas complicações, para identificar os indivíduos que têm mais probabilidades de serem ajudados do que prejudicados por testes ou tratamentos adicionais destinados a reduzir o risco de doença ou das suas complicações"***. [14]

O rastreio difere dos exames de saúde periódicos nos seguintes aspectos:

1. passível de ampla aplicação
2. relativamente baratos, e
3. requer pouco tempo do médico, pois este não é obrigado a administrar o teste, mas apenas a interpretá-lo[15].

OBJECTIVO E OBJECTIVOS:

1. O objetivo básico da despistagem é selecionar, de um grande grupo de pessoas aparentemente saudáveis, aquelas que podem ter a doença ou que apresentam um risco acrescido da doença em estudo, e submeter as pessoas "aparentemente anormais" a supervisão e tratamento médico.
2. O rastreio é efectuado na esperança de que o diagnóstico precoce e o tratamento subsequente alterem favoravelmente a história natural da doença numa proporção significativa dos que são identificados como "positivos"[16].

CONCEITO DE "LEAD TIME":

3. Os programas de deteção devem ser limitados às doenças em que existe um ***intervalo de tempo*** considerável entre o início da doença e o momento habitual do diagnóstico. Neste período, há normalmente uma série de pontos críticos que determinam tanto a gravidade da doença como o sucesso de qualquer tratamento para inverter o processo da doença. Os programas de deteção devem, portanto, concentrar-se nas doenças em que o intervalo de tempo entre o início da doença e o seu ponto crítico final é suficientemente longo para ser adequado para o rastreio da população. ***O "tempo de avanço"*** é a vantagem obtida pelo rastreio, ou seja, o período entre o diagnóstico por deteção precoce e o diagnóstico por outros meios.

CRITÉRIOS PARA A INTRODUÇÃO DE UM PROGRAMA DE DESPISTAGEM:

Os critérios amplamente aceites propostos por Wilson e Jungner (1968) serviram de base para um conjunto mais elaborado, enumerado no Segundo Relatório do Comité Nacional de Rastreio do Reino Unido (2000).[2,14] Listas semelhantes foram propostas por outros países e pela Organização Mundial de Saúde (Andermann et al. 2008).[17] Estes critérios requerem uma revisão contínua com os avanços do conhecimento.

Critérios do Comité Nacional de Despistagem do Reino Unido (2000) para a adoção de um programa de despistagem[14] Idealmente, todos os critérios que se seguem devem ser satisfeitos antes de se iniciar a despistagem de uma doença:

1. A doença deve constituir um problema de saúde importante.
2. A epidemiologia e a história natural da doença, incluindo a evolução da doença latente para a doença declarada, devem ser adequadamente compreendidas e deve haver um fator de risco detetável, um marcador de doença, um período latente ou uma fase sintomática precoce.
3. Todas as intervenções de prevenção primária com uma boa relação custo-eficácia deveriam ter sido implementadas, na medida do possível.
4. Se os portadores de uma mutação forem identificados como resultado do rastreio, deve ser estudada a história natural das pessoas com este estatuto, incluindo as implicações psicológicas.
5. Deveria existir um teste de despistagem simples, seguro, preciso e validado.
6. A distribuição dos valores do teste na população-alvo deve ser conhecida e deve ser definido e acordado um nível de corte adequado.
7. O teste deve ser aceitável para a população.

8. Deve haver uma política acordada sobre a investigação de diagnóstico adicional de indivíduos com um resultado de teste positivo e sobre as opções disponíveis para esses indivíduos.
9. Se o teste for para mutações, os critérios utilizados para selecionar o subconjunto de mutações a abranger pelo rastreio, se não estiverem a ser testadas todas as mutações possíveis, devem ser claramente definidos.

O tratamento

10. Deve existir um tratamento ou intervenção eficaz para os doentes identificados através da deteção precoce, com provas de que o tratamento precoce conduz a melhores resultados do que o tratamento tardio.
11. Devem ser acordadas políticas baseadas em provas que abranjam os indivíduos a quem deve ser oferecido tratamento e o tratamento adequado a oferecer.
12. A gestão clínica da doença e os resultados dos doentes devem ser optimizados em todos os prestadores de cuidados de saúde antes da participação num programa de rastreio.

O programa de rastreio

13. Devem existir provas, provenientes de ensaios controlados e aleatorizados de elevada qualidade, de que o programa de rastreio é eficaz na redução da mortalidade ou da morbilidade.
14. Deve haver provas de que o programa completo de rastreio (teste, procedimentos de diagnóstico, tratamento/intervenção) é clínica, social e eticamente aceitável para os profissionais de saúde e para o público.
15. Os benefícios do programa de despistagem devem ser superiores aos danos físicos e psicológicos.

16. O custo de oportunidade do programa de despistagem deve ser economicamente equilibrado em relação às despesas com os cuidados médicos no seu conjunto (ou seja, a relação custo-benefício).
17. Deve existir um plano de gestão e controlo do programa de rastreio e um conjunto acordado de normas de garantia de qualidade.
18. Antes do início do programa de despistagem, devem estar disponíveis pessoal e instalações adequados para a despistagem, o diagnóstico, o tratamento e a gestão do programa.
19. Devem ter sido consideradas todas as outras opções para gerir a doença (por exemplo, melhorar o tratamento, prestar outros serviços).
20. Deve ser disponibilizada aos potenciais participantes informação baseada em provas, explicando as consequências dos testes, da investigação e do tratamento, para os ajudar a fazer uma escolha informada.
21. Deve ser antecipada a pressão pública para alargar os critérios de elegibilidade, para reduzir o intervalo de despistagem e para aumentar a sensibilidade do processo de despistagem.
22. Se o rastreio for de uma mutação, o programa deve ser aceitável para as pessoas identificadas como portadoras e para os outros membros da família.

PROPRIEDADES DOS TESTES DE DESPISTAGEM:

Cochrane e Holland enumeraram algumas caraterísticas desejáveis dos testes de rastreio, incluindo a exigência de que sejam aceitáveis para os indivíduos rastreados, seguros, de aplicação rápida e fácil e não demasiado dispendiosos. A classificação dos indivíduos através do teste de despistagem pode ser comparada com o verdadeiro estado da doença através de um método de referência ou "padrão de ouro". As caraterísticas importantes a avaliar antes de qualquer teste de despistagem poder ser considerado para utilização num programa de despistagem incluem a especificidade e a sensibilidade:[1,18]

1. Aceitabilidade

Uma vez que é necessária uma elevada taxa de cooperação, é importante que o teste seja aceitável para as pessoas a quem se destina. Em geral, os testes que são dolorosos, incómodos ou embaraçosos não são susceptíveis de serem aceites pela população em campanhas de massas.

2.

Um atributo de um teste de despistagem ideal ou de qualquer medição. O teste deve dar resultados consistentes quando repetido mais do que uma vez no mesmo indivíduo ou material, sob as mesmas condições.

A repetibilidade do ensaio depende de três factores principais;

A. Variação do observador,

B. Variação biológica (ou de sujeito) e

C. Erros relativos a métodos técnicos.

VARIAÇÃO DO OBSERVADOR

Todas as observações estão sujeitas a variações (ou erros). Estes podem ser de dois tipos:

i. Variação intra-observador ou variação intra-observador

- Se um único observador efetuar duas medições no mesmo sujeito, ao mesmo tempo, e de cada vez obtiver um resultado diferente, este facto é designado por intra-observador.
- É minimizado tomando a média de várias medições replicadas ao mesmo tempo.

ii. Variação inter-observador ou variação entre observadores

- Esta variação ocorre entre diferentes observadores do mesmo objeto ou material.
- Os erros de observação são comuns na interpretação de radiografias, traçados de ECG, leituras da tensão arterial e estudos de amostras histopatológicas.
- Os erros do observador podem ser minimizados por

  (a) Normalização dos processos de obtenção das medições e classificações

  (b) Formação intensiva de todos os observadores

  (c) recorrer a dois ou mais observadores para uma avaliação independente.

VARIAÇÃO BIOLÓGICA (SUJEITO)

- Existe uma variabilidade biológica associada a muitas variáveis fisiológicas e a sua flutuação medida no mesmo indivíduo pode dever-se a:

  (a) Alterações nos parâmetros observados - Este é um fenómeno frequente na apresentação clínica. Por exemplo, os esfregaços cervicais colhidos na mesma mulher podem ser normais num dia e anormais noutro dia e a variação da pressão arterial é um fenómeno comum.

  (b) Variações na forma como os doentes percepcionam os seus sintomas e respondem - Pode haver erros na recordação de acontecimentos passados quando é aplicado um questionário. Quando o sujeito tem consciência de que está a ser sondado, pode não dar respostas corretas.

(c) Regressão à média - Existe uma tendência para que os valores nos extremos de uma distribuição, muito altos ou baixos, regridam em direção à média ou à mediana em medições repetidas. Por exemplo, a dor da artrite reumatoide, a tensão arterial na hipertensão ou a glicemia na diabetes.

- Enquanto a variação do observador pode ser verificada através de medições repetidas ao ***mesmo tempo***, a variação biológica é testada através de medições repetidas ***ao longo do tempo***.
- Isto deve-se ao facto de a medição ser feita apenas numa pequena amostra da distribuição normal da variável fisiológica.

<u>ERROS RELATIVOS A MÉTODOS TÉCNICOS</u>

- A repetibilidade pode ser afetada por variações inerentes ao método, por exemplo, instrumentos defeituosos, calibração errada, reagentes defeituosos; ou o próprio ensaio pode ser inadequado ou pouco fiável.
- Se estes erros forem grandes, a repetibilidade será reduzida e um único resultado de ensaio poderá não ser fiável.

3. Validade (exatidão)

- O termo validade refere-se à medida em que o teste mede com exatidão o que pretende medir.
- Exprime a capacidade de um teste para separar ou distinguir as pessoas que têm a doença das que não a têm. Por exemplo, a glicosúria é um teste de rastreio útil para a diabetes, mas um teste mais válido ou exato é o teste de tolerância à glicose.
- A validade tem duas componentes - ***sensibilidade*** e ***especificidade***.

- A sensibilidade e a especificidade são normalmente determinadas aplicando o teste a um grupo de pessoas que têm a doença e a um grupo de referência que não tem a doença.

i. **Sensibilidade** - O termo sensibilidade foi introduzido por Yerushalmy na década de 1940 como um índice estatístico da exatidão do diagnóstico e foi definido como a capacidade de um teste para identificar corretamente todas as pessoas que têm a doença, ou seja, ***os "verdadeiros positivos"***. Uma sensibilidade de 90% significa que 90% das pessoas doentes rastreadas pelo teste darão um resultado "verdadeiro-positivo" e os restantes 10% um resultado "falso-negativo".

ii. **Especificidade** - É definida como a capacidade de um teste para identificar corretamente as pessoas que não têm a doença, ou seja, ***os "verdadeiros negativos"***. Uma especificidade de 90% significa que 90% das pessoas não doentes darão um resultado "verdadeiramente negativo", enquanto 10% das pessoas não doentes rastreadas pelo teste serão erradamente classificadas como "doentes" quando não o são.

4. Rendimento

O rendimento da despistagem pode ser considerado como a medida da doença anteriormente não reconhecida (manifesta ou latente), diagnosticada em resultado da despistagem e levada a tratamento. Outras formas de rendimento são fornecidas por pessoas com doença conhecida que abandonaram previamente o tratamento. O rendimento está principalmente relacionado com a prevalência da doença na população e com a disponibilidade e utilização de instalações de cuidados médicos. Depende de muitos factores, tais como a sensibilidade e a especificidade do teste, a prevalência da doença e a participação dos indivíduos no programa de deteção.

AVALIAÇÃO DOS PROGRAMAS DE DESPISTAGEM :

a) Ensaios aleatórios controlados

- Idealmente, a avaliação deve ser feita através de um ensaio controlado aleatório em que um grupo (selecionado aleatoriamente) recebe o teste de rastreio e um grupo de controlo que não recebe esse teste.

b) Ensaios não controlados

- Por vezes, são utilizados ensaios não controlados para verificar se as pessoas com doença detectada através do rastreio parecem viver mais tempo após o diagnóstico e o tratamento do que os doentes que não foram rastreados.
- Um exemplo disso são os estudos não controlados sobre o rastreio do cancro do colo do útero, que indicavam que as mortes causadas por essa doença poderiam ser muito reduzidas se todas as mulheres fossem examinadas periodicamente.
- Idealmente, o ECR deve ser realizado no contexto em que o programa de rastreio será implementado e deve empregar o mesmo tipo de pessoal, equipamento e procedimentos que serão utilizados nesse programa.
- Se a doença tiver uma baixa frequência na população e um longo período de incubação (por exemplo, cancro), o custo e a logística são muitas vezes proibitivos.

c) Outros métodos

- Existem ainda outros métodos de avaliação, como os estudos de controlo de casos e a comparação de tendências entre zonas com diferentes graus de cobertura de rastreio.
- Assim, é possível determinar se a intervenção através do rastreio é melhor do que o método convencional de controlo da doença.

O PROBLEMA DA FRONTEIRA: [19]

Coloca-se a questão de saber qual das duas qualidades (sensibilidade ou especificidade) é mais importante no rastreio?

a) Distribuição bimodal

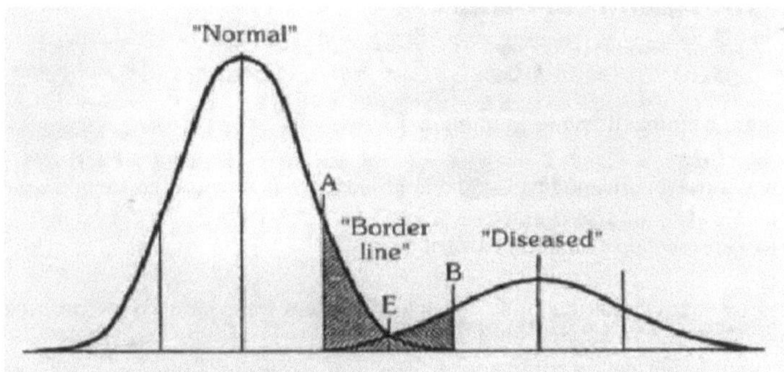

- As duas curvas sobrepõem-se.
- A área sombreada incluirá uma mistura de pessoas com doenças e pessoas sem doenças.
- A figura a é uma distribuição bimodal de uma variável nas populações "normal" e "doente".
- Se a doença for bimodal, como a fenilcetonúria, a área sombreada ou o grupo "limítrofe" incluirá uma mistura de pessoas com a doença e pessoas sem a doença (ou seja, uma mistura de falsos positivos e falsos negativos).
- O ponto em que as distribuições se intersectam (ou seja, no nível E) é frequentemente utilizado como ponto de corte entre as pessoas "normais" e "doentes", porque geralmente minimiza os falsos positivos e os falsos negativos.

b) Distribuição unimodal. Não existe uma linha divisória entre o "normal" e o "doente"

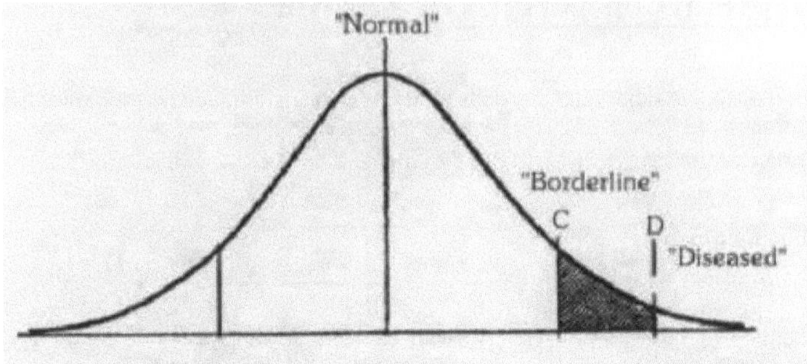

- A figura b é uma distribuição unimodal.
- Muitas variáveis fisiológicas, como a tensão arterial, o açúcar no sangue e o colesterol sérico, apresentam este tipo de distribuição.
- Os seus valores distribuem-se continuamente em torno da média, confirmando uma distribuição normal ou enviesada.
- Nestas observações, não existe uma linha divisória nítida entre o "normal" e o "doente".
- O grupo "limítrofe" (C-D) será constituído por uma amostra homogénea de pessoas.
- Coloca-se a questão de saber se o ponto de corte entre "doença" e "normalidade" deve ser fixado em C ou D, como na Figura b.
- Se o ponto de corte for fixado ao nível de A ou C, o teste será altamente sensível, falhando poucos casos, mas produzindo muitos falsos positivos.
- Se o ponto de corte for fixado em B ou D, aumentará a especificidade do teste.
- Além disso, na distribuição unimodal, uma vez adotado um nível de ponto de corte, todas as pessoas acima desse nível (ou seja, acima do nível C ou Din Figura 3- b) seriam consideradas "doentes".

VANTAGENS E DESVANTAGENS DA DESPISTAGEM:[20]

Vantagens	Desvantagens
Melhoria do prognóstico em alguns casos detectados	Morbilidade mais longa para os casos cujo prognóstico não é alterado
Tratamento menos radical que cura alguns casos tratados precocemente	Tratamento excessivo de anomalias questionáveis
Poupança de recursos	Custos dos recursos
Tranquilidade para as pessoas com resultados negativos nos testes	Falsa segurança para as pessoas com resultados falsos negativos Ansiedade e, por vezes, morbilidade para as pessoas com resultados falsos positivos Perigos do próprio teste de despistagem, por exemplo, exposição a radiações[2]

Para avaliar as vantagens e desvantagens do rastreio, bem como o equilíbrio entre os benefícios e os efeitos nocivos, o próprio teste de rastreio tem de ser testado em estudos. Só pode ser ponderado se os investigadores fizerem ensaios controlados aleatórios em que os participantes são observados ao longo de toda a cadeia de rastreio - começando com o primeiro teste e continuando durante os testes e tratamentos seguintes.

TESTES DE RASTREIO E DIAGNÓSTICO : (1

Um teste de despistagem não se destina a ser um teste de diagnóstico, mas apenas um exame inicial. As pessoas com resultados de teste positivos são encaminhadas para um médico para um diagnóstico mais aprofundado e tratamento.

Teste de despistagem	Teste de diagnóstico
Feito em aparentemente saudável.	Efectuado em pessoas com indicações ou doentes
Aplicado a grupos	Aplicado a doentes individuais, todas as doenças são consideradas.
Os resultados dos testes são arbitrários e definitivos	O diagnóstico não é definitivo, mas modificado à luz de novas provas; o diagnóstico é a soma de todas as provas
Com base num critério ou ponto de corte	Com base na avaliação de uma série de sintomas, sinais (por exemplo, diabetes) e resultados laboratoriais.
Menos exato	Mais exato.
Menos dispendioso	Mais caro.
Não é uma base para o tratamento	Utilizado como base para o tratamento
A iniciativa parte do investigador ou da agência que presta os cuidados.	A iniciativa vem de um paciente com uma queixa

UTILIZAÇÕES DA CRIVAGEM :

Foram descritas quatro utilizações principais:

a. **Deteção de casos** - Também conhecida como *"rastreio prescritivo"*. Define-se como a identificação presuntiva de doenças não reconhecidas, que não resultam de um pedido do doente, por exemplo, o rastreio neonatal. As doenças específicas procuradas por este método são a bacteriúria durante a gravidez, o cancro da mama, o cancro do colo do útero, a surdez infantil, a diabetes mellitus, a anemia por deficiência de ferro, a PKU, a tuberculose pulmonar, a doença hemolítica do recém-nascido, etc., em que as pessoas são rastreadas principalmente para seu próprio benefício. Uma vez que a deteção da doença é iniciada por pessoal médico e de saúde pública, estes têm a obrigação especial de garantir que o tratamento adequado seja iniciado precocemente.

b. **Controlo de doenças** - Também conhecido como *"rastreio prospetivo"*. As pessoas são examinadas para benefício de outras, por exemplo, o rastreio de doenças infecciosas como a tuberculose e a sífilis nos imigrantes, para proteger a população de origem, e o rastreio da infeção estreptocócica, para prevenir a febre reumática. O programa de rastreio, ao conduzir a um diagnóstico precoce, permite um tratamento mais eficaz e reduz a propagação da doença infecciosa e/ou a mortalidade causada pela doença.

c. **Fins de investigação** - O rastreio pode, por vezes, ser realizado para fins de investigação. Por exemplo, existem muitas doenças crónicas cuja história natural não é totalmente conhecida (por exemplo, cancro, hipertensão). O rastreio pode ajudar a obter conhecimentos mais básicos sobre a história natural dessas doenças, uma vez que fornece uma estimativa da prevalência e da incidência. Quando o rastreio é efectuado para fins de investigação, o investigador deve informar os participantes no estudo de que não será disponibilizada qualquer terapia de acompanhamento.

d. **Oportunidades educativas** - Para além dos possíveis benefícios para o indivíduo e da aquisição de informações relevantes em termos de saúde pública, os programas de rastreio (como, por exemplo, o rastreio da diabetes) proporcionam oportunidades de sensibilização do público e de formação dos profissionais de saúde.

TIPOS DE RASTREIO:

Foram descritos três tipos de rastreio:

a. Rastreio em massa
b. Rastreio de alto risco ou seletivo
c. Rastreio multifásico.

em massa

O rastreio em massa significa o rastreio de toda uma população ou de um subgrupo. Quando uma série de procedimentos de rastreio em massa foi sujeita a uma análise crítica, pareceu haver pouca justificação para a sua utilização em muitos casos. Por conseguinte, o rastreio em massa indiscriminado não constitui uma medida preventiva útil, a menos que seja apoiado por um tratamento adequado que reduza a duração da doença ou altere o seu resultado final.

de alto risco ou seletivo

O rastreio será mais produtivo se for aplicado seletivamente a grupos de alto risco. Num subgrupo populacional em que certas doenças (por exemplo, diabetes, hipertensão, cancro da mama) tendem a agregar-se na família, ao rastrear os outros membros da família (e os parentes próximos), o médico pode detetar casos adicionais. Os epidemiologistas alargaram o conceito de rastreio da doença ao rastreio dos "factores de risco", uma vez que estes factores parecem ser anteriores ao desenvolvimento da doença propriamente dita. Os factores de risco de natureza fisiopatológica, como o colesterol sérico e a pressão arterial, são passíveis de intervenções eficazes. Desta forma, as medidas preventivas podem ser aplicadas antes de a doença ocorrer e a utilização económica dos recursos também se verificará se os testes de rastreio forem aplicados seletivamente a indivíduos do grupo de alto risco.

multifásico

Define-se como a aplicação de dois ou mais testes de despistagem combinados a um grande número de pessoas de uma só vez do que a realização de testes de despistagem separados para doenças individuais. O procedimento pode também incluir um questionário de saúde, um exame clínico e uma série de medições e investigações (por exemplo, testes químicos e hematológicos em amostras de sangue e urina, avaliação da função pulmonar, audiometria e medição da acuidade visual) - que podem ser efectuados rapidamente com a organização do pessoal e o equipamento adequados. Os resultados de estudos controlados e aleatorizados realizados no Reino Unido e nos EUA sugerem que o rastreio multifásico não demonstrou qualquer benefício para a população em termos de redução da mortalidade e da morbilidade. Por outro lado, aumentou o custo dos serviços de saúde sem qualquer benefício observável. Além disso, a maioria dos testes do rastreio multifásico não foi validada, pelo que as observações lançaram dúvidas sobre a sua utilidade.

ÉTICA DA DESPISTAGEM: [2]

- O rastreio deve ser visto no seu contexto social e ético.
- No entanto, o enquadramento ético do rastreio pode ser considerado a mais do que um nível.
- Uma abordagem a vários níveis descreve algumas questões éticas fundamentais que devem ser negociadas se se pretender introduzir um programa de despistagem.
- A nível do sistema de saúde ou da sociedade, a implementação do rastreio levanta questões relativas à afetação de recursos e à definição de prioridades.

- O financiamento de qualquer programa de despistagem implica um custo de oportunidade de outros serviços de saúde que não são prestados.
- Os critérios utilizados para justificar o rastreio são geralmente orientados para o aumento da eficiência, um valor utilitário de garantir o maior bem para o maior número, tendo em conta os recursos disponíveis.
- Há também questões de equidade, porque os benefícios para a saúde propostos com a despistagem podem ser distribuídos de forma diferente por determinados grupos da população.
- Ao nível do programa de rastreio, a seleção dos grupos populacionais a rastrear, a escolha dos procedimentos de rastreio, o valor atribuído aos diferentes resultados do rastreio e a natureza dos serviços de tratamento disponíveis podem parecer questões puramente técnicas, mas estes processos também levantam questões éticas.

É eticamente injustificado iniciar a despistagem se não existirem serviços de tratamento adequados para prestar tratamento e cuidados aos indivíduos identificados através do programa de despistagem.

ECONOMIA DA DESPISTAGEM:

O espaço não permite uma avaliação pormenorizada dos vários princípios que têm de ser considerados na avaliação dos aspectos económicos da despistagem. É necessário determinar os custos do teste e dos testes de diagnóstico subsequentes. Os custos associados a qualquer risco do teste, bem como os custos do sobretratamento, também devem ser incluídos. Estes custos podem ser equilibrados pelos custos reduzidos da terapia da doença primária, pelos custos reduzidos associados a menos despesas com o tratamento da doença avançada e pelo valor económico dos anos de vida adicionais ganhos. Esta situação pode tornar-se bastante complexa quando se considera o valor do tratamento da doença em anos de vida ganhos, as transferências, como as pensões, e a produtividade económica. Esta última é frequentemente contestada, ou mesmo considerada com algum desagrado, pelo que, muitas vezes, o que é calculado é o custo por ano de vida salvo. Os custos marginais dos testes adicionais em relação ao benefício podem ser críticos, especialmente quando surgem considerações sobre a frequência do novo rastreio. Parte da dificuldade em avaliação económica é que os custos são frequentemente incorridos cedo, enquanto os benefícios fluem mais tarde, pelo que, para comparações adequadas de tais custos, estes têm de ser descontados para o dia de hoje. Há uma complexidade adicional se forem feitas tentativas para avaliar a qualidade de vida em termos económicos, enquanto os cálculos raramente tentam uma avaliação económica do facto de que, se uma morte for evitada pelo rastreio, o indivíduo em causa morrerá inevitavelmente de outra doença e essa morte poderá ser mais dispendiosa.

É provável que as avaliações económicas orientem cada vez mais as decisões políticas no futuro, pelo que os interessados na avaliação do rastreio devem recolher os dados necessários.

AVALIAÇÃO DOS PROGRAMAS DE DESPISTAGEM:

d) Ensaios aleatórios controlados

- Idealmente, a avaliação deve ser feita através de um ensaio controlado aleatório em que um grupo (selecionado aleatoriamente) recebe o teste de rastreio e um grupo de controlo que não recebe esse teste.

e) Ensaios não controlados

- Por vezes, são utilizados ensaios não controlados para verificar se as pessoas com doença detectada através do rastreio parecem viver mais tempo após o diagnóstico e o tratamento do que os doentes que não foram rastreados.

- Um exemplo disso são os estudos não controlados sobre o rastreio do cancro do colo do útero, que indicavam que as mortes causadas por essa doença poderiam ser muito reduzidas se todas as mulheres fossem examinadas periodicamente.
- Idealmente, o ECR deve ser realizado no contexto em que o programa de rastreio será implementado e deve empregar o mesmo tipo de pessoal, equipamento e procedimentos que serão utilizados nesse programa.
- Se a doença tiver uma baixa frequência na população e um longo período de incubação (por exemplo, cancro), o custo e a logística são muitas vezes proibitivos.

f) Outros métodos

- Existem também outros métodos de avaliação, como os estudos de controlo de casos e a comparação das tendências entre zonas com diferentes graus de cobertura de rastreio.
- Assim, é possível determinar se a intervenção através do rastreio é melhor do que o método convencional de controlo da doença.

RASTREIO EM DIFERENTES FASES DA VIDA: [3]

Esta secção apresenta um breve resumo dos debates sobre a despistagem em diferentes fases da vida

➢ ***Rastreio pré-natal e do recém-nascido***

- Uma das revisões mais completas sobre os procedimentos adequados no período pré-natal e neonatal foi publicada por Wald e Leck (2000).
- O rastreio durante este período revelou-se particularmente importante e foi utilizado durante mais tempo.

- As recomendações para o rastreio pré-natal incluem a doença de Down e anomalias fetais, talassemia e doença falciforme, doenças infecciosas (VIH, hepatite B, sífilis).
- As doenças não recomendadas para rastreio pré-natal incluem: Streptococcus do grupo B, citomegalovírus, clamídia, hepatite B, toxoplasmose HTLV1, violência doméstica e pré-eclampsia.

➢ ***Rastreio neonatal***

- O rastreio dos recém-nascidos consiste em análises bioquímicas de rotina a uma amostra de sangue do bebé e num exame físico que inclui a despistagem de deficiências auditivas.
- As recomendações actuais são para a despistagem da fenilcetonúria, do hipotiroidismo congénito, da fibrose quística, da doença falciforme e da deficiência de acil-CoA desidrogenase de cadeia média
- O exame físico é normalmente realizado no primeiro ano de vida, procurando sinais de cardiopatia congénita, catarata congénita, criptorquidia, luxação congénita ou displasia do desenvolvimento da anca, bem como outras malformações congénitas.

➢ ***Rastreio na***

- O rastreio na infância é importante para acompanhar os resultados do período neonatal e para identificar defeitos ou problemas que possam ser corrigidos.
- O rastreio da audição, da deficiência visual e da deslocação congénita da anca é simples, mas também é necessário identificar as crianças de famílias desfavorecidas que correm um risco particular de desenvolver deficiências físicas e comportamentais que são frequentemente negligenciadas.

➢ ***Rastreio na adolescência***

- Devem ser aproveitadas todas as oportunidades para educar o adolescente sobre uma vida saudável, segurança pessoal, nutrição, exercício físico, etc
- Apenas se recomendam testes oportunistas (em vez de rastreio) para a Chlamydia trachomatis, uma infeção sexualmente transmissível comum e curável que é frequentemente assintomática, mas que pode levar a uma gravidez ectópica potencialmente fatal, doença inflamatória pélvica e infertilidade.
- Devido ao peso da doença, muitos países oferecem também várias formas de testes pré-matrimoniais, nomeadamente em Chipre para a talassemia major.

➢ ***Rastreio em adultos***

- O interesse dos meios de comunicação social pela saúde é insaciável e os políticos capitalizaram as expectativas e as crenças do público de que "mais vale prevenir do que remediar".
- Por conseguinte, é essencial considerar de forma crítica as vantagens e desvantagens dos procedimentos de rastreio.
- O cancro, a diabetes mellitus, as doenças cardiovasculares e as doenças mentais são as mais comuns nesta população específica.

➢ ***Rastreio nos idosos***

- As provas científicas sobre os benefícios da despistagem neste grupo etário são escassas.
- Num ensaio aleatório controlado de 3 anos realizado na Dinamarca, Hendricksen et al. (1984, 1989) mostraram uma redução da mortalidade resultante de um programa de visitas domiciliárias trimestrais que melhorou a prestação de ajuda domiciliária, o equipamento e as modificações em casa.
- Os custos incorridos foram compensados por poupanças, duas vezes superiores, resultantes da redução dos cuidados hospitalares em lares de idosos.

- Uma vez que os idosos têm mais contactos com os serviços de cuidados primários do que qualquer outro grupo etário, estes contactos devem ser utilizados para a deteção oportunista de casos de doenças comuns como a hipertensão, a perda de audição e a deficiência visual, bem como de doenças sintomáticas como a bacteriúria, a incontinência e os problemas nos pés.
- Devem também ser consideradas preocupações comportamentais, como medicação inadequada, falta de exercício físico, depressão, demência, problemas de alcoolismo e isolamento social.
- As visitas domiciliárias a pessoas com mais de 75 anos podem não só identificar habitações inadequadas, perigos em casa que podem causar quedas, mas também o isolamento social, a subnutrição e os maus-tratos a idosos. Assim, o rastreio neste grupo etário tem como objetivo a deteção de casos e a melhoria da qualidade de vida.

DESAFIOS NA IMPLEMENTAÇÃO DE PROGRAMAS DE RASTREIO:

i. Introdução e manutenção de programas de despistagem

- O primeiro passo na implementação de um programa de rastreio deve ser uma análise formal das provas para avaliar se estas apoiam a sua introdução.
- Se esta etapa for omitida, o rastreio pode ser introduzido por entusiastas, com os testes a difundirem-se na prática de rotina sem uma avaliação formal.
- Isto acontece com exames que não são dispendiosos e têm um amplo apoio público, por exemplo, a ecografia na gravidez.

ii. Clarificar os objectivos do programa

- A clarificação das metas e dos objectivos do programa de rastreio é outro passo importante, que deve envolver profissionais, utilizadores e o sector do voluntariado.

- O público precisa de ser bem informado, educado e continuamente envolvido para que a implementação dos programas de rastreio possa alcançar os seus potenciais benefícios e ser bem aceite com um apoio sustentado.

iii. Definição do âmbito do programa

- No Reino Unido, o termo "programa de despistagem" é definido como "todo o sistema de actividades necessárias para realizar uma despistagem de elevada qualidade, que inclui a identificação e a informação das pessoas a quem a despistagem deve ser proposta, o tratamento e o acompanhamento das pessoas que apresentam uma anomalia, bem como o apoio às pessoas que desenvolvem a doença apesar da despistagem".
- Um critério fundamental para a introdução de um programa de rastreio é que "a gestão clínica das doenças e os resultados dos doentes devem ser optimizados por todos os prestadores de cuidados de saúde antes da participação num programa de rastreio".

iv. Planeamento da execução

- O planeamento e a execução do programa devem abranger uma série de aspectos, como a educação e a formação e a normalização dos procedimentos de ensaio.
- Estes processos exigem competências de planeamento de projectos e a coordenação e sequenciação globais da execução do programa.
- A educação profissional e pública necessita de tempo para ser implementada e deve preceder as campanhas de sensibilização do público, a fim de evitar dificuldades para os profissionais da linha da frente.

v. Sistemas de informação

- São necessários sistemas de informação para gerir o processo de rastreio, fornecer sistemas à prova de falhas e monitorizar e ajudar a avaliar os resultados do programa de rastreio.
- Uma caraterística de um programa de despistagem eficaz é o facto de os sistemas de segurança orientados para a população funcionarem independentemente dos profissionais individuais responsáveis pelos cuidados prestados aos doentes.
- Estes sistemas devem assegurar que todas as pessoas elegíveis são submetidas ao rastreio e que as pessoas com resultados inconclusivos, em falta ou positivos são acompanhadas e geridas de forma adequada.
- Os dados derivados dos sistemas de informação são também importantes para a garantia de qualidade e para o acompanhamento do sucesso dos programas em relação a objectivos específicos em termos de resultados para a população.

PROGRAMA DE RASTREIO DENTÁRIO NA ÍNDIA:

- Uma vez que as doenças orais na Índia se devem principalmente a uma higiene oral deficiente, a factores socioculturais, à utilização inadequada de fluoretos, à falta de conhecimentos sobre saúde oral e a um acesso deficiente aos cuidados dentários, foi concebido um sistema de três níveis para resolver estes problemas. A intervenção primária é um programa de promoção da saúde oral baseado na escola. A estratégia secundária consiste em conceber um bom programa de rastreio oral e em aumentar o acesso aos cuidados dentários.[21] Embora os programas de rastreio se tenham tornado muito populares no subcontinente indiano, o tratamento subsequente ou os cuidados dentários prestados às pessoas que obtiveram resultados positivos são pouco frequentes. O governo de Tamil Nadu implementou um programa de rastreio escolar, que teve uma boa cobertura num jornal popular. No entanto, para além do facto de que seria fornecido tratamento gratuito aos que obtivessem resultados positivos, não foi mencionada qualquer outra iniciativa para assegurar o tratamento.[22] Entre as organizações não governamentais, os campos de rastreio dentário são um meio popular e, por vezes, o único meio de abordar a saúde oral. Na maioria das situações, não é efectuado qualquer acompanhamento. Em 2010, a Associação Dentária Indiana, em Coimbatore, organizou um campo de rastreio que detinha o recorde do Guinness para o maior número de pessoas rastreadas em 24 horas. As pessoas com rastreio positivo foram encaminhadas para as clínicas dentárias dos cirurgiões dentistas participantes. Foi dito que as extracções e obturações seriam fornecidas gratuitamente, mas o preço total seria cobrado por todos os outros procedimentos.[23] Embora o estudo de Hebbal et al tenha mostrado que o programa de rastreio oral no distrito de Davangere, na Índia, melhorou significativamente a percentagem de crianças em idade escolar que procuraram cuidados dentários, ainda há uma escassez de provas relativamente a tais programas de rastreio no país.[24]

Rastreio de cáries dentárias

a. Ferramentas de diagnóstico

A deteção e o diagnóstico precoces da cárie dentária reduzem a perda irreversível da estrutura dentária, os custos do tratamento e o tempo necessário para a restauração dos dentes

Métodos convencionais:

i. Inspeção visual
ii. Inspeção tátil
iii. Corantes para deteção de cáries

Novos métodos:

i. Radiografias intra-orais e extra-orais
ii. Xero-radiografia
iii. Radiografia de subtração
iv. Diagnóstico assistido por computador
v. Fluorescência
vi. Laser de dióxido de carbono
vii. Condutância eléctrica
viii. Ultra-sons
ix. Endoscópio/videoscópio
x. Tomografia de coerência ótica
xi. Imagiologia multifotónica
xii. Tomografia computorizada de abertura sintonizada
xiii. Imagiologia Terahertz

São discutidos os métodos mais comuns de rastreio;

- **Inspeção visual-tátil**

- É facilitada pela utilização de um espelho bucal e de um explorador com extremidade esférica, executado suavemente em dentes limpos e secos.
- No exame visual, são avaliadas as alterações na estrutura do dente, tais como: dissolução do esmalte, lesões de manchas brancas, descoloração, rugosidade da superfície e presença de cavitação.
- Quando iluminados, os tecidos cariados dispersam a luz e fazem com que o esmalte pareça mais branco e opaco.

- **Radiografias intra-orais e extra-orais**

- As radiografias periapicais intra-orais, as radiografias bitewing, as radiografias oclusais e os ortopantomogramas são as radiografias intra-orais mais frequentemente utilizadas para avaliar as superfícies inacessíveis do dente.

- **Corante para deteção de cáries**

- As soluções eram compostas por fucsina vermelha numa solução de propilenoglicol.
- A teoria subjacente à utilização destas soluções era a de que elas corariam a dentina degradada e cariada, deixando a dentina sã sem coloração.

- **Dispositivos baseados na iluminação**

Vários tipos de dispositivos baseados na iluminação utilizam várias formas de aplicação e interpretação da cárie dentária;

i. Tomografia de coerência ótica

- Trata-se de uma ferramenta não invasiva que cria imagens 3D em tempo real com uma resolução micrométrica através da reflexão e retrodifusão da luz com base nas propriedades de absorção e dispersão ópticas do tecido examinado.
- É uma técnica interferométrica que permite obter imagens em corte transversal de estruturas biológicas sem efeito de exposição à radiação ionizante.
- Utilizado para a deteção de cáries, avaliação da integridade marginal da restauração dentária e diagnóstico de fracturas dentárias.

ii. *Transiluminação por fibra ótica (FOTI) e transiluminação por fibra ótica com imagem digital (DIFOTI)*

- O FOTI é um procedimento simples e não invasivo que consiste em iluminar os dentes através de um dispositivo portátil com um feixe estreito de luz branca de alta intensidade.
- Quando utilizado em conjunto com o exame visual-tátil, melhora a deteção de cáries proximais do esmalte nos dentes anteriores e de cáries dentárias nos dentes posteriores.
- O DIFOTI funciona com base no princípio do FOTI que capta imagens em tempo real das superfícies oclusais, bucais e linguais.

iii. *Dispositivos baseados em fluorescência*

- A fluorescência da luz mostra um excelente desempenho e sensibilidade na deteção e quantificação de lesões precoces de cárie lisa e oclusal.
- A fluorescência laser é utilizada para detetar lesões cariosas e estimar a sua profundidade, expondo o dente a um laser não ionizante.
- Consiste numa ponta que emite luz vermelha monocromática com um comprimento de onda de 655 nm e um sensor que detecta a fluorescência retrodifundida do dente examinado e produz uma imagem hiperespectral 2-D.

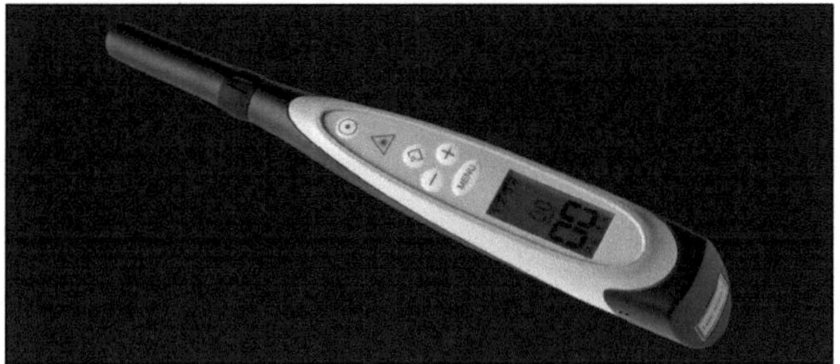

Fig: Detetor de cáries por fluorescência laser (DIAGNOdent TM, KaVo)

- **Fotografias**

- Os participantes capturaram fotografias intra-orais com telemóveis em casa, com a ajuda de um familiar ou amigo, e enviaram-nas via WhatsApp para o dentista para análise.
- No tele-rastreio realizado pelo dentista, as fotografias intra-orais obtidas foram analisadas para detetar cáries dentárias.

b. Revisão da literatura

Foi realizado um estudo cujo objetivo era determinar se diferentes membros da equipa dentária conseguiam atingir o limiar de diagnóstico estabelecido pela Organização Mundial de Saúde, ao examinar fotografias de superfícies oclusais para detetar cáries dentárias. Os participantes foram selecionados propositadamente e incluíram: estudantes finalistas de medicina dentária, estudantes finalistas de terapia de higiene, dentistas de cuidados primários, terapeutas de higiene e enfermeiros dentários. Após um breve pacote de formação, foi pedido aos participantes que classificassem 102 fotografias clínicas de dentes extraídos, cariados e não cariados, e determinassem se o dente era "saudável" ou tinha "suspeita de cárie". O intervalo de tempo entre fotografias consecutivas foi fixado em 8 segundos. As decisões de julgamento foram comparadas com o Sistema Internacional de Deteção e Avaliação de Cáries como padrão de ouro, com pontuações de dois ou menos representando 'saudável'. A sensibilidade, a especificidade e os valores preditivos foram determinados para cada participante e grupo clínico. Foi calculado o Kappa para determinar a fiabilidade teste-reteste. Os enfermeiros dentistas apresentaram a sensibilidade mediana mais elevada (87,9%), embora todos os grupos fossem comparáveis. A especificidade mediana dos grupos foi inferior às suas pontuações de sensibilidade, sendo que os dentistas obtiveram a pontuação mais elevada (71,0%). Os dentistas também obtiveram o valor preditivo positivo mediano mais elevado (57,8%), enquanto os enfermeiros dentistas obtiveram o valor preditivo negativo mais elevado (91,3%). O nível mediano de concordância foi elevado em todos os grupos; a pontuação mediana mais elevada registou-se nos estudantes finalistas de medicina dentária (88,9%). O estudo concluiu que, mesmo com uma formação mínima, os diferentes membros da equipa de medicina dentária demonstram potencial para efetuar o rastreio de cáries oclusais com um padrão semelhante ao dos dentistas dos cuidados primários. Isto requer mais testes in vivo, mas tem implicações importantes para a produtividade e conceção da futura força de trabalho dentária.[25]

Foi realizado um estudo com o objetivo de comparar a precisão do teste de diagnóstico dos higienoterapeutas no rastreio da cárie dentária e da doença periodontal em adultos assintomáticos que frequentam regularmente o seu check-up. Um rastreio visual efectuado por terapeutas de higiene funcionou como teste índice e o médico dentista geral funcionou como padrão de referência. Foram incluídos no estudo pacientes adultos assintomáticos que deram o seu consentimento e que frequentavam regularmente 10 consultórios no Noroeste de Inglaterra. Ambos os grupos de clínicos efectuaram uma avaliação da cárie dentária e da doença periodontal. Os resultados primários medidos foram os valores de sensibilidade e especificidade para a cárie dentária e a doença periodontal. No total, foram examinados 1899 pacientes. O ponto de resumo para a sensibilidade dos profissionais de cuidados dentários no rastreio da cárie dentária e da doença periodontal foi de 0,81 (IC 95%, 0,74 a 0,87) e 0,89 (0,86 a 0,92), respetivamente. O ponto de resumo para a especificidade dos profissionais de cuidados dentários no rastreio da cárie e da doença periodontal foi de 0,87 (0,78 a 0,92) e 0,75 (0,66 a 0,82), respetivamente. Os resultados do sugerem que os higienistas-terapeutas podem ser utilizados para o rastreio da cárie dentária e da doença periodontal. Este facto teve ramificações importantes para a conceção de serviços em sistemas de saúde públicos financiados.[26]

Foi realizado um estudo transversal com o objetivo de determinar se a avaliação fotográfica intra-oral por prestadores de cuidados dentários de nível intermédio (MLDPs) oferece um meio válido e fiável de rastreio de cáries dentárias. Foi desenvolvido um modelo de teledentistry móvel para facilitar a aquisição de imagens dentárias e a transmissão e revisão de dados. Participaram no estudo 100 pacientes que frequentavam regularmente uma clínica dentária. Após um exame clínico no local por um dentista sénior, foram tiradas fotografias dos dentes dos participantes por um assistente de teledentária, utilizando uma câmara de smartphone. Estas fotografias intra-orais foram carregadas diretamente de uma aplicação Android para um servidor baseado na nuvem, "Remote-i", utilizando uma tecnologia de telemedicina encriptada de armazenamento e encaminhamento. A avaliação fotográfica efectuada por dois examinadores independentes (MLDP) foi comparada com as pontuações do exame oral visual de um examinador de referência. Os valores de sensibilidade e especificidade para o método de avaliação fotográfica (avaliado pelos examinadores) em comparação com o exame visual direto variaram entre 60% e 68% e 97% e 98%, respetivamente. A fiabilidade intra-avaliador para a avaliação fotográfica foi quase perfeita, com uma pontuação kappa de 0,89. A fiabilidade interavaliadores entre as avaliações orais fotográficas e visuais variou entre uma concordância moderada e substancial, com pontuações kappa entre 0,57 e 0,61. Concluiu-se que um novo modelo de teledentistry móvel baseado em smartphone utilizado por prestadores de serviços dentários de nível médio mostra potencial para o rastreio remoto de cáries dentárias.[27]

Foi realizado um estudo observacional transversal para comparar a utilização de fotografias intra-orais com o exame dentário visual sem ajuda como meio de deteção de cáries dentárias em crianças. As crianças com idades compreendidas entre os 4 e os 14 anos foram examinadas visualmente nas suas escolas. Após os exames dentários, as crianças tiraram cinco fotografias dos seus dentes utilizando uma câmara de smartphone. Quatro revisores dentários, que são diferentes dos que examinaram visualmente as crianças, avaliaram as fotografias intra-orais para detetar cáries dentárias. A sensibilidade, a especificidade e a concordância da fiabilidade entre avaliadores foram estimadas para avaliar o desempenho de diagnóstico do método fotográfico em relação às avaliações dentárias visuais de referência. A prevalência de cárie foi medida usando o índice dft/DFT (dentes cariados e obturados). Cento e trinta e oito crianças (67 do sexo masculino e 71 do sexo feminino) foram registadas e tinham uma idade média de 7,8 ± 2,1 anos. A prevalência de cárie (dft/DFT > 0) utilizando avaliações dentárias fotográficas variou entre 30 por cento e 39 por cento, mas não foi significativamente diferente da prevalência (42 por cento) estimada com o exame dentário visual (P ≥ 0,07). A sensibilidade e a especificidade do método fotográfico para a deteção de cáries dentárias em comparação com as avaliações dentárias visuais foram de 58 a 80% e de 99,7 a 99,9%, respetivamente. A sensibilidade para as avaliações fotográficas foi elevada na dentição primária (63-82 por cento) e em crianças ≤7 anos de idade (67-78 por cento). A fiabilidade entre avaliadores para a avaliação fotográfica em comparação com a referência variou entre uma concordância substancial e quase perfeita (Kappa = 0,72-0,87). Concluiu-se que a abordagem fotográfica ao rastreio dentário, utilizada no âmbito das suas limitações, produziu um nível de diagnóstico aceitável de deteção de cáries, particularmente em crianças mais novas com dentição primária.[28]

Foi realizado um estudo transversal para avaliar a viabilidade do rastreio dentário à distância para a identificação de cáries da primeira infância (CCE) em crianças em idade pré-escolar, utilizando uma aplicação operada pelos pais com revisão remota por terapeutas de saúde oral. Este estudo foi um subprojecto aninhado no Projeto ORIGINS, um estudo longitudinal de coorte de nascimentos na Austrália Ocidental. Inicialmente, as crianças foram examinadas visualmente por um dentista pediátrico (padrão ouro). Posteriormente, os pais tiraram fotografias dentárias com uma câmara de smartphone. Dois profissionais de saúde oral com formação avaliaram de forma assíncrona as fotografias dentárias. A presença de cáries dentárias foi registada de acordo com a classificação do Sistema Internacional de Deteção e Avaliação de Cáries-II. A precisão do diagnóstico e a fiabilidade do rastreio tele-dentário e os exames dentários padrão-ouro foram então comparados. Quarenta e duas crianças com idade inferior a 4 anos foram incluídas no estudo. Vinte e cinco por cento das crianças examinadas tinham cáries dentárias (média de dmfs = 0,7). Foram obtidas 370 fotografias dentárias. Os pais foram capazes de tirar fotografias de boa qualidade, com 90% das fotografias classificadas como de qualidade boa a razoável. O rastreio tele-dentário demonstrou uma elevada especificidade (≥ 95,5%) para ambos os avaliadores em comparação com o exame dentário padrão-ouro. No entanto, as pontuações de sensibilidade para os dois revisores variaram, indo de 44% a 88,4%. Concluiu-se que o rastreio tele-dentário para o CCE demonstrou ser uma abordagem viável após uma breve formação para os prestadores de cuidados primários. Esta abordagem pode oferecer uma alternativa potencialmente sustentável e de baixo custo para exames dentários visuais a crianças pequenas, particularmente em tempos de restrições relacionadas com a COVID-19.[29]

Foi realizado um estudo transversal cujo objetivo era avaliar a precisão e a fiabilidade do tele-rastreio para detetar cáries dentárias utilizando fotografias intra-orais móveis tiradas pelos participantes. Foram convidados a participar neste estudo os utentes que procuravam cuidados dentários no Umm Al-Qura University Teaching Dental Hospital em 2022. Os participantes foram inicialmente examinados por estagiários de medicina dentária no hospital sob a supervisão de dentistas do corpo docente (padrão de referência) antes de as fotografias intra-orais serem obtidas por um estudante de medicina dentária do sexto ano com formação, utilizando uma câmara Samsung S10. Após uma introdução ao guia de fotografia, os mesmos participantes tiraram fotografias intra-orais dos seus dentes em casa, utilizando os seus dispositivos móveis, que foram todos carregados para o WhatsApp para posterior revisão. Dois revisores dentários treinados (estudantes do sexto ano de medicina dentária) analisaram independentemente as fotografias intra-orais. A sensibilidade, a especificidade e as pontuações Kappa foram estimadas para avaliar o desempenho da abordagem de tele-rastreio em relação ao exame dentário de referência sem ajuda. Vinte e três participantes, com uma idade média de 30 ± 12 anos, foram registados. A média de dentes cariados, perdidos e obturados (DMFT) foi de 13,43 ± 5,48. O tele-rastreio realizado pelo paciente demonstrou uma sensibilidade, especificidade e fiabilidade interavaliadores kappa de 94%, 90% e 0,81, respetivamente, quando comparado com o exame dentário sem ajuda. A abordagem de tele-rastreio fornecida pelo dentista demonstrou uma sensibilidade de 88-89%, uma especificidade de 88-91% e uma pontuação kappa de 0,75-0,79 em relação ao exame dentário não assistido. Este estudo demonstrou que a abordagem de tele-rastreio baseada na análise de fotografias intra-orais tiradas pelos participantes pode ser uma alternativa válida e fiável ao exame dentário não assistido. Este facto é importante para garantir um acesso sustentável aos cuidados dentários.[30]

Rastreio da doença periodontal

a. Ferramentas de diagnóstico

A doença periodontal compreende um grupo de condições inflamatórias dos tecidos de suporte dos dentes que são causadas por bactérias.[31] A avaliação da doença periodontal tem várias partes:

1) história clínica inicial do doente
2) exame clínico oral e
3) exame radiológico
4) teste salivar
5) PSR

➢ Histórico médico inicial do paciente

- O paciente é entrevistado para determinar os factores de risco e as doenças sistémicas associadas à doença periodontal e a sua relação com a saúde geral.[(32]
- Os pacientes tornam-se mais conscientes da doença periodontal ao questioná-los sobre os sintomas da sua doença crónica.
- O examinador presta especial atenção à capacidade das respostas imunitárias do doente[33].

➢ Exame clínico

Baseia-se num método binário. Nesta altura, o médico não se concentra na intensidade dos sinais clínicos, mas sim na existência ou não de sinais de doença periodontal. Divide-se em quatro fases:

✓ **Inspeção**

- O profissional verifica a existência de áreas de eritema e edema, principalmente nas papilas, bem como a presença de placa dentária.

✓ **Palpação gengival**

- Palpação gengival oral da porção apical à coronal em todos os dentes para expressar o exsudado contido na bolsa periodontal e/ou que também revela a presença de sangue e pus.

✓ **Palpação dentária**

- Para avaliar as fases da mobilidade dentária que são marcadores da gravidade da destruição óssea, é efectuada a palpação dentária.

✓ **Sondagem**

- Nesta fase, a "sondagem de deteção" é o único exame que permite validar a presença de bolsas periodontais.[34]

➢ Exame radiológico

- Recomenda-se um exame panorâmico digital para completar a sondagem de deteção e permitir que o médico faça um diagnóstico baseado em factos.[(35]
- É simples, rápido e reprodutível, pois apresenta uma visão global e multidisciplinar da cavidade oral.
- O exame também pode ser completado com radiografias periapicais.

➢ Teste salivar

- Os níveis salivares de oito enzimas relacionadas ou parâmetros bioquímicos; aspartato aminotransferase (AST), alanina aminotransferase (ALT), lactato desidrogenase (LDH), fosfatase alcalina (ALP), creatinina (CRE), azoto ureico no sangue (BUN), ureia (UA) e hemoglobina livre (f-Hb) foram medidos utilizando kits comercialmente disponíveis desenvolvidos para análises sanguíneas de rotina.

- Os kits utilizados neste estudo foram AST (Apia auto S AST; Daiichi Chemical Co. Ltd, Tóquio, Japão), ALT (Apia auto S ALT; Daiichi Chemical), LDH (tipo L Wako LDH J; Wako Chemical Industry, Osaka, Japão), ALP (tipo L Wako ALP J; Wako Chemical Industry), CRE (Shika liquid -S CRE; Kanto Chemical, Tóquio, Japão), BUN (tipo L Wako UN; Wako Chemical Industry) e UA (Apia auto S AST; Daiichi Chemical).
- A Hb livre foi medida por análise colorimétrica.[36]

➢ Rastreio e registo periodontal (PSR)

- É um método rápido de rastreio dos doentes para decidir se é necessária uma avaliação mais exaustiva.
- A forma única como a sonda é lida e a quantidade limitada de registos necessários durante a realização de um exame são fáceis de incorporar na consulta de cada doente.

- Em 1982, a OMS criou o Índice Periodontal Comunitário de Necessidades de Tratamento (CPITN). Este método de avaliação estimou a prevalência e a gravidade da doença periodontal com base nas profundidades de sondagem e na condição do periodonto.
- Em 1992, a AAP modificou o Exame Periodontal Simplificado (SPE), utilizado na Nova Zelândia, e desenvolveu o sistema PSR para utilização na América do Norte (artigo de jornal).
- Com o patrocínio corporativo da Procter & Gamble Company, a AAP e a American Dental Association (ADA) adoptaram o sistema PSR.[37]

O sistema PSR foi concebido para iniciar a promoção, a prevenção e o tratamento precoce das doenças periodontais:

i. Introdução de um método de rastreio simplificado que cumpra os requisitos legais de registo dentário.

ii. Incentivar os dentistas a integrarem o sistema PSR em todos os exames orais.

iii. Educar o público a valorizar a saúde periodontal e a solicitar um rastreio periodontal aos dentistas (PSR Training Program, 1992).

✓ Semelhante a um exame periodontal abrangente tradicional, o sistema PSR mede cada dente individualmente, sendo os implantes examinados da mesma forma que os dentes naturais. No entanto, a boca é dividida em sextantes em vez de quadrantes.

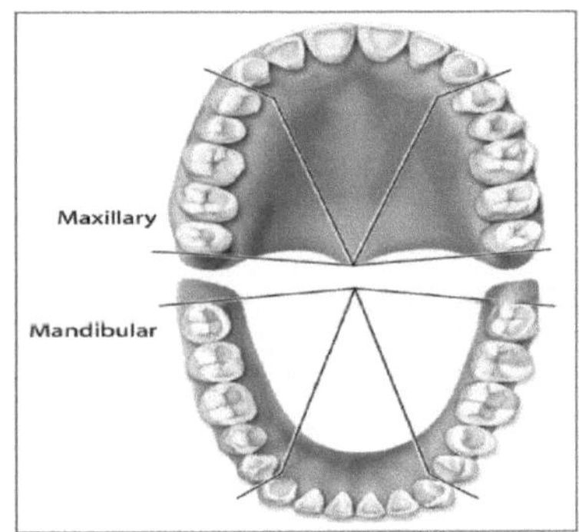

Figure 1. Sextants of Mouth.

✓ São obtidas seis medições para cada dente, utilizando uma sonda especial com ponta esférica.

✓ Esta sonda tem uma esfera de 0,5 mm na ponta e uma área codificada por cores a 3,5 a 5,5 mm da ponta.

✓ A sonda pode ser de plástico ou de metal e a bola na extremidade da sonda destina-se a aumentar o conforto do doente e a ajudar a detetar margens salientes e cálculos subgengivais.

- ✓ A sonda é introduzida no sulco gengival de cada dente até encontrar uma ligeira resistência e, em seguida, "passeia" a sonda à volta da circunferência do dente.
- ✓ A maior profundidade de sondagem em cada sextante da boca é determinada e registada.
- ✓ As forças de apalpação não devem causar dor e devem ser de aproximadamente 20-25 gm, ou seja, aproximadamente igual à força de branqueamento de uma unha.
- ✓ O médico só precisa de observar a posição da banda codificada por cores em relação à margem gengival.
- ✓ A banda com código de cores é normalmente conhecida como marca de referência, que varia entre 3,5 mm e 5,5 mm.
- ✓ Para cada área sondada, o médico decidirá se a banda colorida é totalmente visível, parcialmente visível ou não é de todo visível.
- ✓ A presença de envolvimento da furca, mobilidade, problemas mucogengivais ou recessão também deve ser assinalada com um asterisco.
- ✓ Depois de cada dente do sextante ter sido examinado, só é registada a maior profundidade de sondagem, ou seja, o código mais elevado obtido, e só é registada uma pontuação para cada sextante.
- ✓ Se um sextante for desdentado, é colocado um "X" [38,39].

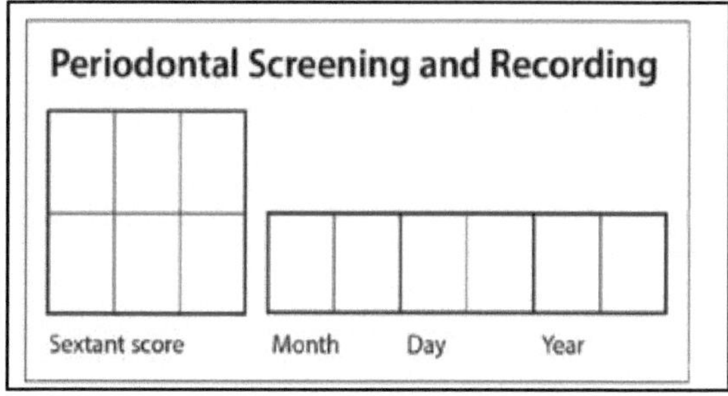

Os códigos PSR baseiam-se no seguinte sistema:[40]

Código 0 - A área colorida da sonda permanece completamente visível na fenda mais profunda do sextante. Não são detectados cálculos ou margens defeituosas. Os tecidos gengivais estão saudáveis, sem sangramento após uma sondagem suave.

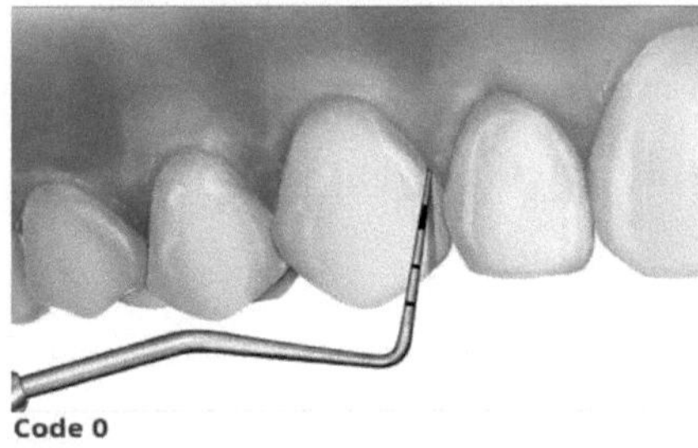

Code 0

Código 1 - A área colorida da sonda permanece completamente visível na profundidade de sondagem mais profunda no sextante. Não são detectados cálculos ou margens. Há hemorragia após uma sondagem suave.

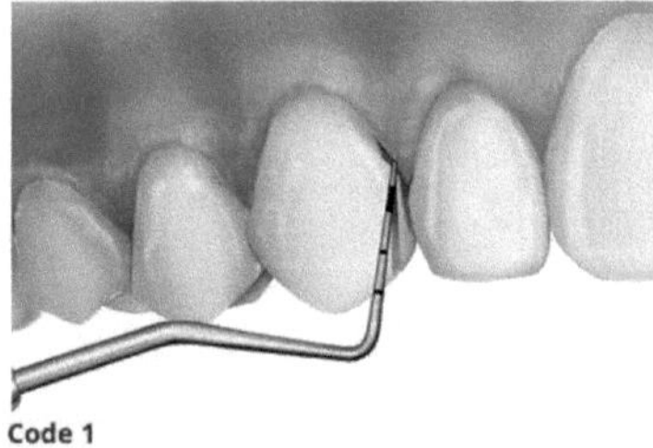

Code 1

Código 2 - A área colorida da sonda permanece completamente visível na profundidade de sondagem mais profunda no sextante. São detectados cálculos supra ou subgengivais e/ou margens defeituosas.

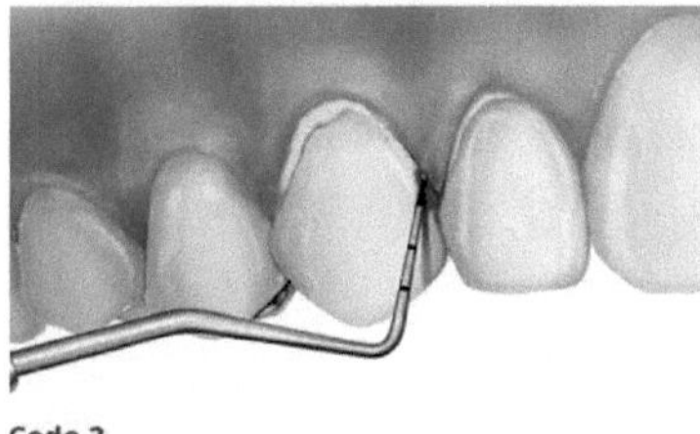

Code 2

Código 3 - A área colorida da sonda permanece parcialmente visível na profundidade de sondagem mais profunda do sextante.

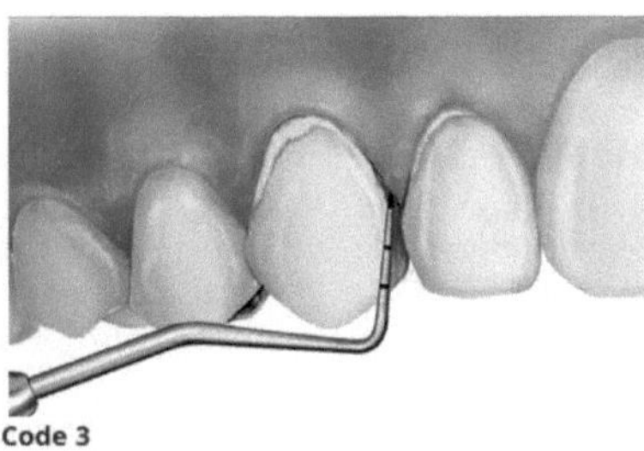

Code 3

Código 4 - A área colorida da sonda desaparece completamente, indicando uma profundidade de sondagem superior a 5,5 mm.

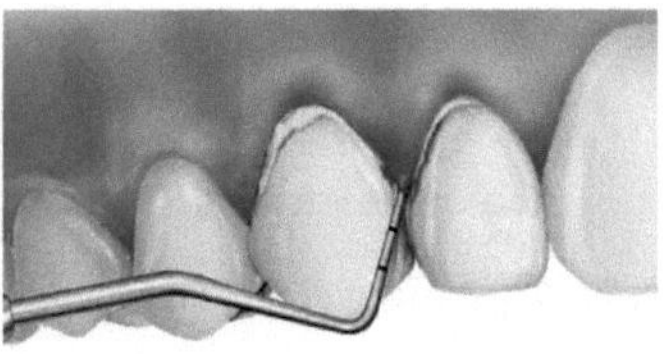

Code 4

Código * - Indica anomalias clínicas, incluindo, mas não se limitando a, invasão de furca, mobilidade, problemas mucogengivais ou recessão que se estende à área colorida da sonda (3,5 mm ou mais).

Código X- Indica um sextante desdentado.

b. Revisão da literatura

Foi realizado um estudo cujo objetivo era utilizar a PSR para estimar o estado de saúde periodontal de uma população militar representativa e comparar os resultados com outros estudos de populações variadas. Quando utilizada para avaliar a saúde periodontal de uma população militar selecionada aleatoriamente, a PSR demonstrou o seguinte: (1) os homens e as mulheres tinham uma prevalência semelhante de serem designados PSR+ (com uma pontuação PSR Código 3 em dois ou mais sextantes ou uma pontuação PSR Código 4 em pelo menos um sextante), (2) os negros e os hispânicos tinham uma prevalência semelhante de PSR+, e (3) ambos os grupos tinham duas vezes mais probabilidades de serem PSR+ do que os caucasianos. Embora o rendimento não pareça ser um fator de previsão significativo da PSR+, a PSR+ parece ser inversamente proporcional aos níveis de educação. Ao comparar os escores de PSR por sextante, observou-se o seguinte: (1) o sextante central da maxila foi o mais livre de doença, (2) o sextante central da mandíbula apresentou mais frequentemente cálculo, (3) os defeitos mucogengivais foram observados mais frequentemente nos sextantes posteriores da maxila, e (4) o sextante direito da maxila demonstrou a maior destruição por doença periodontal.[39]

Foi realizado um estudo cujo objetivo era determinar a utilidade dos marcadores bioquímicos salivares para o rastreio da doença periodontal e examinar a concordância entre os resultados dos testes enzimáticos da saliva e os da profundidade de sondagem. O presente estudo incluiu um total de 187 indivíduos que se submeteram a exames médicos anuais no Centro de Cuidados de Saúde Abrangentes, Honjo, Prefeitura de Saitama, Japão. A sondagem das bolsas periodontais foi efectuada com uma sonda OMS, e foram medidas várias enzimas e parâmetros bioquímicos na saliva. Para a lactato desidrogenase (LDH), foram calculadas as proporções das cinco isoenzimas. Para decidir o ponto de corte para cada atividade enzimática, foram construídas curvas ROC (receiver operating characteristic curves) e foram decididos os pontos de diferença mínima entre a sensibilidade e a especificidade. Entre os marcadores bioquímicos testados, o nível salivar de LDH teve a sensibilidade e especificidade mais elevadas (sensibilidade 0,66, especificidade 0,67), enquanto os níveis salivares de aspartato aminotransferase (AST) e azoto ureico no sangue (BUN) também tiveram sensibilidade e especificidade acima de 0,60. Entre as isoenzimas da LDH, a LDH4 e a LDH5 predominaram nas amostras de saliva total. A LDH salivar pode ser um parâmetro viável e útil para o rastreio da doença periodontal, enquanto a AST e o BUN salivares também parecem ser potencialmente úteis para este fim.[36]

Foi realizado um estudo transversal para desenvolver um teste para o rastreio da periodontite em mulheres grávidas utilizando a saliva antes de um exame dentário. Foi recolhida saliva inteira não estimulada de 221 mulheres grávidas antes de um exame dentário no Gabinete de Saúde Pública de Amagasaki e foram medidos os níveis de atividade da desidrogenase láctica (LDH) e da fosfatase alcalina (ALP), bem como do sangue oculto na saliva. Os dados foram comparados com as pontuações do Índice Periodontal Comunitário de Necessidades de Tratamento (CPITN). O desempenho diagnóstico da LDH, da ALP e do sangue oculto foi determinado em termos de sensibilidade, especificidade e da área sob as curvas das caraterísticas operacionais do recetor (ROC). A combinação óptima de parâmetros para o rastreio da periodontite foi determinada com a máxima sensibilidade e especificidade. Foi observada periodontite (CPITN 3, 4) em 19 mulheres (8,6%) e gengivite (CPITN 1,2) em 129 mulheres (58,4%). Os níveis de atividade da LDH e da ALP foram significativamente mais elevados nas grávidas com periodontite do que naquelas com gengivite ou com um periodonto saudável. Para distinguir entre as grávidas com periodontite e as outras, foi determinado um valor de corte de 684 UI/L para a LDH e de 75 UI/L para a ALP através de uma análise ROC. O teste que combina a LDH, a ALP e o sangue oculto apresentou o melhor desempenho de diagnóstico, com um valor de sensibilidade de 0,90, um valor de especificidade de 0,62, um valor preditivo positivo de 0,18 e um valor preditivo negativo de 0,98. Concluiu-se que um teste que combina os parâmetros LDH salivar, ALP e sangue oculto é útil para o rastreio da periodontite em mulheres grávidas.[41]

Foi realizado um estudo cujo objetivo era estabelecer procedimentos para a utilização de biomarcadores salivares como alternativa ao Índice Periodontal Comunitário (CPI) para o rastreio comunitário da doença periodontal. O estudo incluiu 101 adultos com idades compreendidas entre os 19 e os 77 anos que estavam a receber tratamento para a doença periodontal. A análise de covariância (ANCOVA) foi aplicada para analisar a relação entre o Índice Periodontal Comunitário (CPI) e os níveis de factores salivares dos 101 voluntários. As caraterísticas demográficas, incluindo idade, número de dentes remanescentes e hábitos tabágicos, mostraram uma correlação significativa com o IPC. Foi demonstrada uma correlação global entre o PC e os níveis salivares de desidrogenases lácticas (LD) e de hemoglobina (Hb), quando analisados utilizando variáveis demográficas contínuas como covariáveis. Os resultados concluíram que o rastreio com modelação estatística pode ser uma ferramenta eficaz na deteção da doença periodontal.[42]

Foi realizado um estudo para avaliar prospectivamente a utilidade diagnóstica de um teste de título de anticorpos IgG no sangue contra agentes patogénicos periodontais. Foi realizado um exame oral e os títulos de IgG contra os agentes patogénicos periodontais foram medidos por ELISA em 1387 indivíduos. O valor de corte do título de IgG foi determinado na análise da curva caraterística de funcionamento do recetor, e foram avaliadas as alterações nos parâmetros clínicos periodontais e nos títulos de IgG através do tratamento periodontal. Foram analisadas as relações entre os títulos de IgG e a severidade da periodontite. O melhor valor de corte do título de IgG contra Porphyromonas gingivalis para o rastreio da periodontite foi 1,682. Tanto os parâmetros clínicos como os títulos de IgG diminuíram significativamente com o tratamento periodontal. Os títulos de IgG dos doentes com periodontite foram significativamente mais elevados do que os dos controlos saudáveis, especialmente naqueles com locais de profundidade de bolsa de sondagem superior a 4 mm. Os valores de corte multiplicados foram úteis para selecionar pacientes com periodontite grave. Um teste de título de anticorpos IgG no sangue para Porphyromonas gingivalis é útil para rastrear pacientes com periodontite crónica até agora.[43]

O objetivo deste estudo foi calcular a sensibilidade e a especificidade do nosso método para medir os níveis de hemoglobina e de lactato desidrogenase na saliva. Os critérios de inclusão foram adultos com idade superior a 20 anos e com pelo menos 20 dentes remanescentes. A população do estudo era composta por 38 homens e 54 mulheres com uma média de idade de 50,03 anos. Os exames orais foram efectuados por dentistas, tendo sido registados o número de dentes remanescentes, a presença ou ausência de cálculo, a hemorragia à sondagem e a profundidade da bolsa. Neste estudo, a periodontite foi definida de acordo com os critérios do Center for Disease Control and Prevention em parceria com a American Academy of Periodontology. Para examinar os níveis de hemoglobina e de desidrogenase láctica na saliva, os participantes foram instruídos a mastigar uma pastilha elástica de tamanho normal, sem sabor nem cheiro, durante 5 minutos, período durante o qual a saliva total estimulada foi continuamente recolhida. A sensibilidade e a especificidade para os níveis de hemoglobina foram de 0,759 e 0,763, respetivamente, e de 0,722 e 0,711, respetivamente, para os níveis de lactato desidrogenase. Combinando estes dois testes, quando as amostras eram positivas tanto para a hemoglobina como para a desidrogenase láctica, o valor preditivo positivo era de 91,7%. O estudo concluiu que a medição dos níveis de hemoglobina e de desidrogenase láctica na saliva é um método menos invasivo do que o Índice Periodontal Comunitário. Por conseguinte, os nossos testes de saliva podem ser uma alternativa viável ao Índice Periodontal Comunitário para o rastreio periodontal.[44]

A validade da utilização das pontuações dos sextantes do índice Periodontal Screening and Recording (PSR) pré-tratamento para estimar as necessidades de cirurgia de acesso periodontal foi avaliada em pacientes com periodontite crónica, antes e depois da conclusão da terapia periodontal não cirúrgica. Em 110 adultos, os dados de sondagem pré-tratamento identificaram 486 sextantes com pontuações PSR de 4, e 125 sextantes com pontuações PSR de 3. As necessidades de cirurgia de acesso periodontal em cada sextante foram determinadas antes do tratamento por dois examinadores periodontistas experientes, e também após a conclusão da terapia periodontal não cirúrgica para 213 sextantes em 38 pacientes. As pontuações PSR de 4 identificaram sextantes não tratados com necessidades de cirurgia de acesso periodontal significativamente melhor do que as pontuações PSR de 3 (odds ratio = 27,8; $P < 0,001$) na análise de modelação de regressão logística multinível, de efeitos mistos. No entanto, apenas 37,6% dos sextantes com pontuações PSR pré-tratamento de 4 e uma necessidade de cirurgia de acesso periodontal pré-tratamento continuaram a ter necessidades de acesso cirúrgico após a conclusão da terapia periodontal não cirúrgica. Uma percentagem mais elevada de sextantes com pontuações PSR de 4 ou 3 revelou necessidades cirúrgicas de acesso periodontal quando também foram detectados envolvimentos de furca de Grau 2 ou 3 e/ou mobilidade dentária de Grau 2 ou 3 no sextante do que sem eles. As pontuações do índice PSR pré-tratamento de 4 foram um forte indicador das necessidades de cirurgia de acesso periodontal na dentição não tratada sextantes, mas sobrestimaram marcadamente as necessidades de acesso cirúrgico remanescentes após a conclusão da terapia periodontal não cirúrgica. Estes achados questionam a utilidade das avaliações PSR pré-tratamento para estimar as potenciais necessidades de cirurgia de acesso periodontal em pacientes a serem inicialmente tratados com terapia periodontal não cirúrgica.[45]

Foi realizado um estudo com o objetivo de desenvolver e avaliar ferramentas de rastreio "rápidas e fáceis" para a periodontite, baseadas na saúde oral auto-relatada (SROH), dados demográficos e/ou biomarcadores salivares, destinadas a serem utilizadas por profissionais médicos num contexto não dentário. Foram recrutados novos pacientes consecutivos da nossa clínica de ambulatório. Foi realizado um questionário SROH (8 perguntas), seguido de um protocolo de amostragem de enxaguamento oral de 30 segundos. Um exame clínico periodontal completo forneceu a classificação padrão dourada da periodontite: sem periodontite/periodontite ligeira, moderada ou grave. A periodontite total foi definida como sendo moderada ou grave. As concentrações de albumina e de metaloproteinase-8 da matriz, bem como as actividades da quitinase e da protease foram medidas nos enxaguamentos orais. Foram utilizadas análises de regressão logística binária com eliminação inversa para criar modelos de previsão para a periodontite total e grave. O modelo 1 incluiu SROH, dados demográficos e biomarcadores. Os biomarcadores foram omitidos na análise do modelo 2, enquanto o modelo 3 incluiu apenas o questionário SROH. A área sob as curvas de caraterísticas de funcionamento do recetor (AUROCC) forneceu a precisão de cada modelo. As equações de regressão foram utilizadas para criar algoritmos de pontuação, compostos pelos restantes factores de previsão, cada um com o seu próprio peso. Dos 156 pacientes que participaram neste estudo, 67% foram classificados com periodontite total e 33% com periodontite severa. Os modelos para a periodontite total obtiveram um AUROCC de 0,91 para o modelo 1, 0,88 para o modelo 2 e 0,81 para o modelo 3. Para a periodontite grave, este valor foi de 0,89 para o modelo 1, 0,82 para o modelo 2 e 0,78 para o modelo 3. O algoritmo para a periodontite total (modelo 2), que consideramos válido para a população holandesa, foi aplicado para criar uma ferramenta de rastreio de acesso livre, baseada na Internet. Concluiu-se que os modelos de previsão para a periodontite total e severa provaram ser viáveis e precisos, resultando em ferramentas de rastreio facilmente aplicáveis, destinadas a um contexto não dentário.[46]

Foi realizado um estudo transversal cujo objetivo era investigar a associação entre a periodontite auto-reportada, medida com o recentemente desenvolvido e validado Periodontal Screening Score modificado (mPESS), e a qualidade de vida relacionada com a saúde oral (OHRQol) numa grande amostra de base populacional derivada da coorte eletrónica francesa NutriNet-Santé. A amostra era composta por 32.714 adultos (75,5% mulheres) com uma idade média de 48,8 ± 13,9 anos. A periodontite foi avaliada com base em dados de idade, tabagismo e estado de saúde oral obtidos em 2011-2012, o que permitiu calcular o mPESS. Um mPESS ≥ 5 foi usado para identificar indivíduos em risco de periodontite grave (exposição principal). A OHRQoL foi medida com o Oral Health Impact Profile (OHIP-14) (desfecho principal) e a pontuação total foi dicotomizada para análise. Foram efectuadas análises de regressão logística multivariável, tendo em conta o estado de saúde física e as variáveis de confusão relacionadas com a dieta e o estilo de vida. No geral, 6407 participantes (19,6%) apresentavam um risco elevado de periodontite grave. Um total de 7383 participantes (22,6%) apresentava uma QVRSB relativamente má (OHIP-14 > 8, quartil mais elevado). No modelo multivariável, cada uma das seguintes variáveis foi independentemente e significativamente associada a uma menor QVRSB: idade mais avançada (50-64 anos), sexo feminino, obesidade, petiscar entre as refeições, consumo frequente de refrigerantes e doces/chocolate, risco de periodontite grave e ter < 20 dentes naturais foram significativamente. Um mPESS ≥ 5 mostrou as maiores probabilidades de uma QVRSB relativamente má (OR = 3,45; IC 95% 3,21-3,72). O estudo concluiu que os resultados apoiam a associação entre periodontite e OHRQoL em amostras não clínicas. A utilização do mPESS poderia ser testada em futuros programas de prevenção com o objetivo de melhorar a QVRSB.[47]

Rastreio da má oclusão

a. Ferramentas de diagnóstico

Um diagnóstico ortodôntico abrangente requer uma avaliação minuciosa da saúde geral e da situação oclusal do paciente e uma consideração da relação da dentição com o osso basal, outros componentes esqueléticos e o ambiente neuromuscular e dos tecidos moles.

➢ ***Questionário e entrevista***

- O paciente é entrevistado para determinar os seus desejos, expectativas e objectivos para o tratamento ortodôntico.

➢ ***Exames clínicos***

- Os exames clínicos envolvem uma série de testes que podem ser realizados por observação visual, inspeção digital e análise funcional de todas as estruturas extra-orais e intra-orais.

- O exame clínico extra-oral inclui a avaliação da estética e morfologia faciais, incluindo estruturas, proporção, tipificação e simetria, uma vez que a aparência facial e dentária é uma das principais preocupações de quase todos os pacientes que procuram tratamento ortodôntico.
- Os exames intra-orais dos pacientes ortodônticos requerem uma avaliação minuciosa da saúde de todas as estruturas orais de tecidos duros e moles, pois estas têm várias funções fisiológicas inter-relacionadas que, direta ou indiretamente, desempenham algum papel no desenvolvimento da oclusão dentária.

➢ ***Registo de diagnóstico***

i. Modelos de estudo - os modelos de estudo ortodônticos representam a visão tridimensional dos dentes e das estruturas associadas que permitem a exibição e a demonstração.

ii. Radiografias - Os ortopantomogramas e os cefalogramas laterais dão uma imagem real da estrutura subjacente do osso e das estruturas associadas.

iii. Análise fotográfica - as fotografias faciais intra-orais e extra-orais são úteis na avaliação da forma facial, simetria, tipo facial e perfil. Motiva o paciente para as mudanças antes e depois do tratamento.

b. Revisão da literatura

Foi realizado um estudo transversal cujo objetivo foi avaliar a fiabilidade das medições intra-orais que calculam uma pontuação do índice de má oclusão para determinar a gravidade da má oclusão na dentição permanente. A investigação fez parte de um estudo longitudinal com 530 crianças de 3 anos de idade. Na Eslovénia, aos 14 anos de idade [média = 14,8 anos, desvio padrão (DP) = 0,2], foi selecionada aleatoriamente uma coorte de 92 crianças (39 rapazes e 53 raparigas) num estudo transversal. Foram efectuados registos quantitativos do espaço e das anomalias oclusais intra-oralmente, bem como em modelos de estudo. A estatística Kappa (κ) foi utilizada para avaliar a concordância entre a avaliação clínica e a avaliação da má oclusão em modelos de estudo. O viés sistemático das medições foi testado utilizando o teste de Wilcoxon. Os resultados mostraram uma concordância quase completa entre as duas medições para mordida cruzada anterior, mordida aberta anterior (AOB), oclusão transversal dos dentes posteriores e apinhamento (κ = 0.81 - 1); excelente fiabilidade para a rotação dos incisivos e caninos, para a relação dos segmentos vestibulares, sobressaliência e inclinação axial dos dentes (κ = 0,61 - 0,80); e para as restantes caraterísticas a fiabilidade foi moderada: erupção dos caninos vestibulares, sobremordida e desvio da linha média (κ = 0,41 - 0,60). Foi identificada uma pontuação intraoralmente pequena, mas estatisticamente significativa (P < 0,05), para a inclinação axial dos dentes. A classificação geral em graus de severidade, baseada na pontuação total da má oclusão, mostrou excelente concordância entre os dois métodos (κ = 0,84), sem viés estatisticamente significativo. Por conseguinte, concluiu-se que a avaliação da má oclusão registada e medida intra-oralmente é tão fiável como a avaliação em modelos de estudo. O método proposto pode ser utilizado em triagem, em estudos epidemiológicos e na avaliação clínica ortodôntica.[48]

Foi realizado um estudo para avaliar a gravidade da má oclusão em crianças libanesas do ensino básico e a relação entre os componentes da má oclusão e os factores sociodemográficos e comportamentais. Foi efectuado um rastreio dentário em 655 crianças com idades compreendidas entre os 6 e os 11 anos de 2 escolas públicas (PB) e 5 escolas privadas (PV) em Beirute. Um examinador calibrado registou a oclusão, sobressaliência, sobremordida, mordida cruzada posterior, diastema da linha média e apinhamento. Outro examinador determinou a pontuação DMFT (dentes cariados/falhados/preenchidos). Um questionário preenchido pelos pais forneceu dados sobre fatores sociodemográficos e comportamentais. Regressões multinomiais, binomiais e lineares múltiplas testaram a associação desses fatores com os índices oclusais. A má oclusão foi mais severa nos alunos PB. A idade e o hábito de sucção foram associados a vários componentes da má oclusão. O apinhamento foi mais prevalente no sexo masculino e significativamente associado à pontuação do CPOD. A renda e o nível educacional foram significativamente maiores ($P < 0,05$) nos alunos PV e os hábitos deletérios foram mais frequentes nas crianças PB. Concluiu-se que as crianças de nível socioeconómico inferior apresentavam más oclusões mais severas e pior saúde dentária geral. Em comparação com as normas ocidentais e da OMS, os resultados suscitam sugestões de políticas de saúde para melhorar os cuidados dentários, em particular das crianças das escolas públicas, através de rastreios regulares nas escolas, métodos de prevenção, quando aplicável, e práticas rentáveis através de agências públicas e privadas.[49]

O objetivo do estudo é detetar e avaliar problemas de má oclusão e factores predisponentes numa população pré-escolar italiana. Operadores com design calibrado detectaram dados através do exame de 1.405 crianças (706 do sexo masculino e 699 do sexo feminino) com idades compreendidas entre os 2 e os 7 anos, num hospital em Roma e em jardins-de-infância de várias cidades italianas. Os dados foram recolhidos de acordo com os critérios do índice de Avaliação do Risco de Má Oclusão. O teste do qui-quadrado de Pearson (com correção de continuidade) e o teste exato de Fisher foram os testes estatísticos realizados ($P < 0,05$). Os graus 2 (49,6%) e 4 (21,7%), seguidos pelo grau 1 (17,1%), grau 3 (9,3%) e, por fim, grau 5 (2,3%) são os graus mais representados. 53,6% dos casos têm um risco elevado, enquanto 32,2% têm um risco baixo e 14,9% têm um risco moderado. A correlação risco-grau é estatisticamente significativa ($P < 0,005$). Os hábitos defeituosos e a respiração oral estão presentes em mais de um quarto das crianças. Os achados do estudo destacaram que a abordagem multidisciplinar precoce, assim como as consultas e triagens ortodônticas na infância, é necessária para promover o crescimento e desenvolvimento normal da face e a eliminação de possíveis interferências que possam prejudicar esses processos.[50]

Foi realizado um estudo retrospetivo com o objetivo de abordar a questão de os pais trazerem os seus filhos para exames ortodônticos de rotina depois de ter passado a idade ideal de tratamento. Para resolver este problema, desenvolvemos uma aplicação móvel que utiliza a aprendizagem automática para fazer um diagnóstico preliminar da má oclusão esquelética utilizando apenas uma fotografia. Este estudo foi realizado com 524 crianças pré-púberes, com idades compreendidas entre os 5 e os 12 anos, para avaliar a precisão da aplicação móvel baseada na aprendizagem automática. A aplicação detecta vários pontos em fotografias tiradas com a câmara do telemóvel e gera um sinal que indica o diagnóstico de má oclusão esquelética. A precisão final do modelo Classe III vs. não Classe III implementado na aplicação móvel foi superior a 81%, indicando a sua capacidade de identificar com precisão a má oclusão esquelética. Num conjunto de dados de validação separado de 145 pacientes diagnosticados por 5 médicos diferentes, a precisão do modelo Classe II vs Classe I foi de 69%; E pg 4, ln 61: como Classe II vs Classe I com 69% de precisão. A aplicação fornece aos pais informações importantes sobre o problema ortodôntico, a idade do tratamento e as várias opções de tratamento. Isto permite que os pais procurem aconselhamento junto de um ortodontista numa fase mais precoce e tomem decisões informadas.[51]

Rastreio do cancro oral

a. Ferramentas de diagnóstico

O rastreio do cancro oral tem sido investigado através de vários modelos. É importante selecionar o melhor modelo que se adeqúe a uma determinada população com base na incidência da doença, nos recursos disponíveis e no sistema de saúde do país.

i. **Dispositivos de autofluorescência dos tecidos** - uma luz especial é reflectida na boca e, se a luz atingir um tecido anormal, refletir-se-á de forma diferente do tecido normal. Isto permite ao profissional de saúde detetar qualquer tecido que possa indicar cancro. Um dispositivo mais recente, denominado Visually Enhanced Lesion Scope *(VELscope)*, também utiliza luz fluorescente. O *VELscope* é constituído por um dispositivo de mão ou um microscópio que ilumina a mucosa com uma luz fluorescente de comprimento de onda 400 - 460 nm e uma unidade manual para visualização direta. A mucosa normal emite uma autofluorescência verde quando exposta a esta luz fluorescente, devido à presença de fluoróforos naturais na mucosa. A mucosa anormal aparece escura devido à redução ou alteração da quantidade e qualidade dos fluoróforos na mucosa, que ocorre devido a alterações anormais ou neoplásicas da mucosa.[52]

ii. **Citologia esfoliativa** - a zona anómala é raspada com uma escova rígida (biópsia por escovagem). As células da raspagem são enviadas para um laboratório onde são verificadas para ver se existem células pré-cancerígenas ou cancerígenas.[53] É o carácter não invasivo da técnica que permite uma recolha simples e indolor de células intactas de diferentes camadas do epitélio para exame microscópico e avaliação quantitativa.[54]

iii. **Tecnologias de imagiologia ótica** - com o advento da inteligência artificial que muitas vezes requer análises complexas, a capacidade das tecnologias para tomar decisões clínicas exactas no terreno é uma possibilidade.

Oralscan

O OralScan é um dispositivo multimodal de imagiologia ótica para a deteção precoce de lesões (pré-) cancerosas da cavidade oral. Este dispositivo de imagiologia portátil foi desenvolvido por uma empresa em fase de arranque, a Sascan Meditech, incubada no TiMED, a incubadora de empresas tecnológicas do Sree Chitra Tirunal Institute for Medical Sciences & Technology, Thiruvananthapuram, um instituto autónomo do Departamento de Ciência e Tecnologia (DST) do Governo da Índia, e foi lançado por K.K Shailaja, Ministra da Saúde e da Segurança Social do Governo de Kerala. O dispositivo funciona com base no princípio da reflectância difusa e da autofluorescência dos tecidos, em que a luz sofre múltiplas absorções e dispersões antes de emergir da superfície do tecido. Os tecidos tumorais sofrem alterações bioquímicas e morfológicas durante o processo de carcinogénese, o que se reflecte nos sinais ópticos que emanam do tecido. O dispositivo utiliza um sistema ótico com software e algoritmos personalizados para a análise dos tecidos.[(55]

O OralScan permite ao médico visualizar e distinguir entre locais saudáveis e potencialmente malignos da cavidade oral antes de efetuar uma biópsia. As vantagens do diagnóstico incluem procedimentos e serviços in vivo não invasivos, imagiologia de campo alargado da cavidade oral, utilização de um algoritmo de aprendizagem automática baseado na nuvem para obter feedback em tempo real sobre o estado dos tecidos e aplicação de mapas de absorção de hemoglobina oxigenada (HbO2) para orientação da biópsia.[(56]

O OralScan é um produto **com a marca CE** *e* aprovado pela **CDSCO**. O dispositivo é comercializado ao preço de Rs 5,9 Lakhs. Trata-se de um investimento único para hospitais e laboratórios, sem quaisquer custos adicionais de consumíveis[55,56].

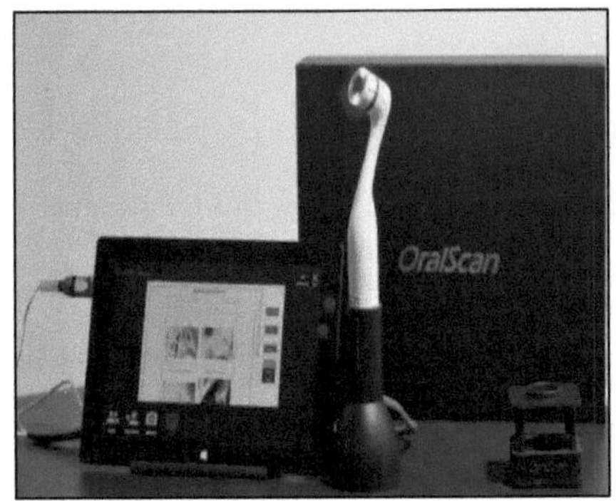

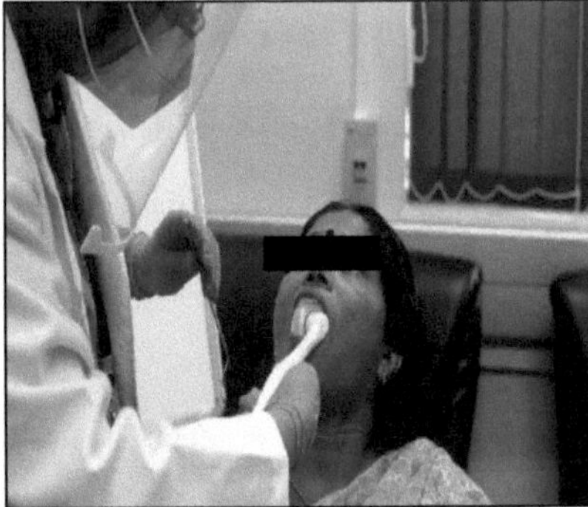

iv. **Biópsia líquida** - As biópsias líquidas apresentam várias vantagens em relação às biópsias de tecidos convencionais, incluindo a sua natureza minimamente invasiva, a capacidade de captar a heterogeneidade tumoral e o potencial de monitorização longitudinal através da análise de ctDNA, CTC, exossomas e microRNA em fluidos corporais humanos, como o sangue, a saliva, o leite materno e a urina.[(57]

v. **Tecnologia móvel** - Nos últimos tempos, os smartphones aumentaram as perspectivas de consulta virtual, captura de imagens, armazenamento e envio de pareceres para um local distante. A saúde móvel (mHealth) utiliza os telemóveis e as suas tecnologias para monitorizar e melhorar os resultados em matéria de saúde[58].

Os profissionais de saúde comunitários equipados com aplicações baseadas em telemóveis foram utilizados para determinar a precisão de diagnóstico da **saúde móvel** para a deteção precoce do cancro oral.[59] Outra aplicação móvel denominada ***MeMoSA*** (Mobile Mouth

Screening Anywhere) comunicou o diagnóstico clínico de lesões orais e as decisões para um encaminhamento feito por especialistas. Foi encontrada uma concordância moderada entre o exame clínico e ***a MeMoSA*** em termos de deteção da presença de uma lesão oral ($\kappa = 0{,}604$), enquanto uma concordância mais elevada ($\kappa = 0{,}892$) foi encontrada para determinar se a lesão oral era potencialmente maligna e se havia necessidade de encaminhamento para um especialista.[60] ***O serviço de mensagens fotográficas , utilizando o WhatsApp***, foi relatado num contexto de cuidados primários na Índia para o rastreio remoto de lesões orais potencialmente malignas.[61] ***O Oncogrid***, um programa de vigilância remota do cancro oral baseado em telemóveis, ajudou a detetar precocemente o cancro oral. É comparada a concordância na identificação de lesões orais suspeitas, na captura de imagens interpretáveis e na necessidade de biópsia entre os dentistas dos cuidados primários, os profissionais de saúde da linha da frente e os especialistas em cancro oral.[62] A aplicação móvel ***Poi mapper*** capacitou os profissionais de saúde com um algoritmo baseado na decisão, assente na estratificação do risco dos hábitos tabágicos.[63]

a. **Auto-exame da boca -** As pessoas devem auto-examinar a boca, a língua, as gengivas, os dentes e a garganta ao espelho pelo menos uma vez por mês, especialmente as que consomem tabaco e álcool.

Passos:

- Examinar a superfície externa dos lábios, puxar os lábios para fora e examinar todas as superfícies internas e as gengivas.

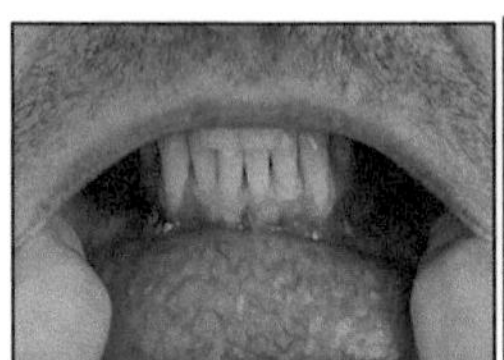
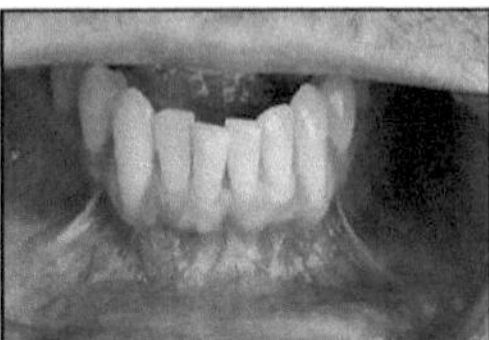
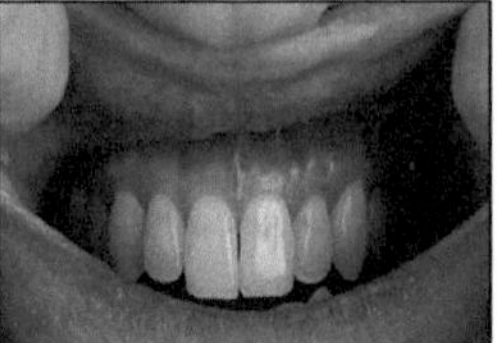

- Olhe para o interior de ambas as bochechas com a lanterna e, em seguida, sinta essas áreas com os dedos.

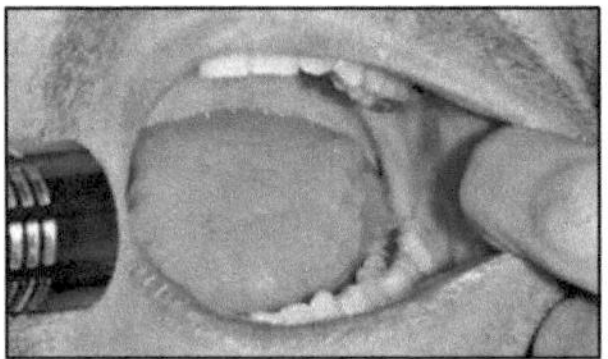
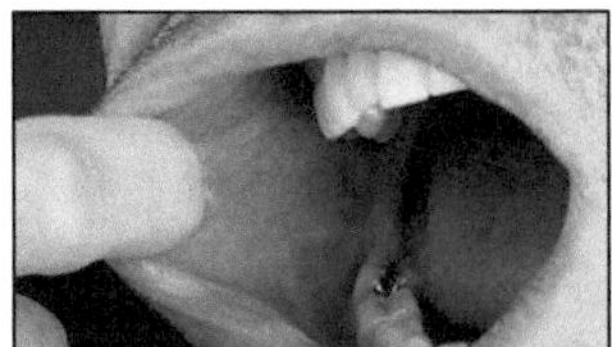

- Sinta o chão da sua boca com o dedo.

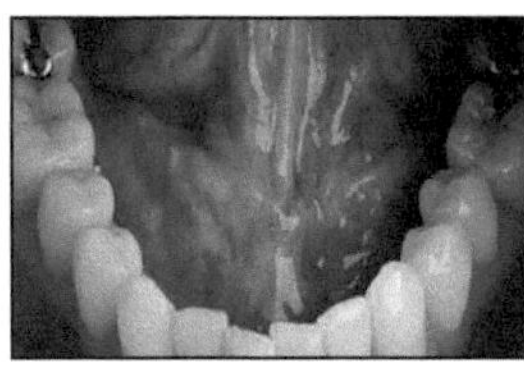
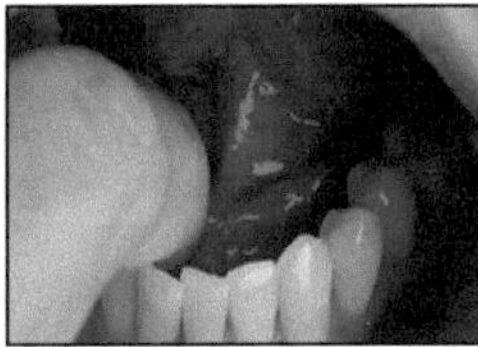
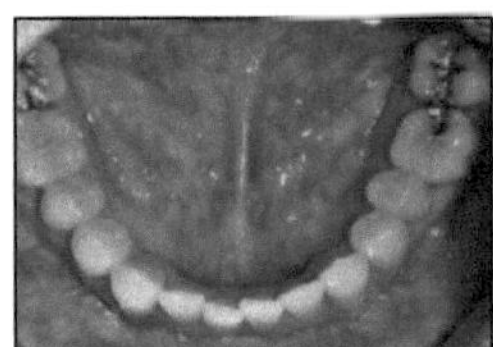

- Ponha a língua de fora, examine a parte superior, os dois lados e a superfície inferior com a lanterna. Apalpe todas estas áreas com os dedos.

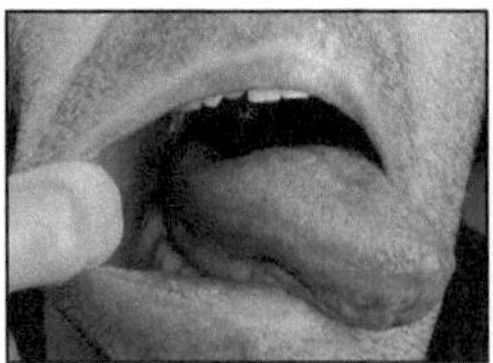
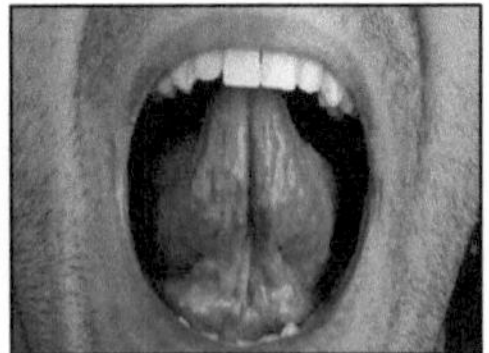
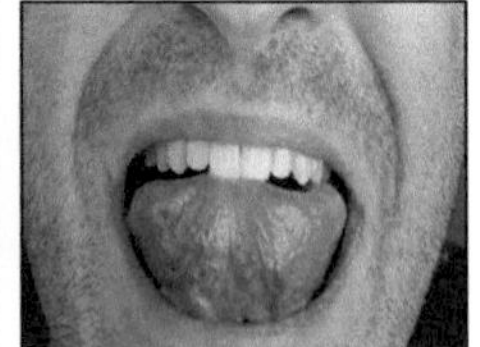

- Observe o palato mole e a parte de trás da garganta com a lanterna. (Não ponha a língua de fora quando o fizer, pois isso irá atrapalhar a visão da parte de trás da garganta).[64,65]

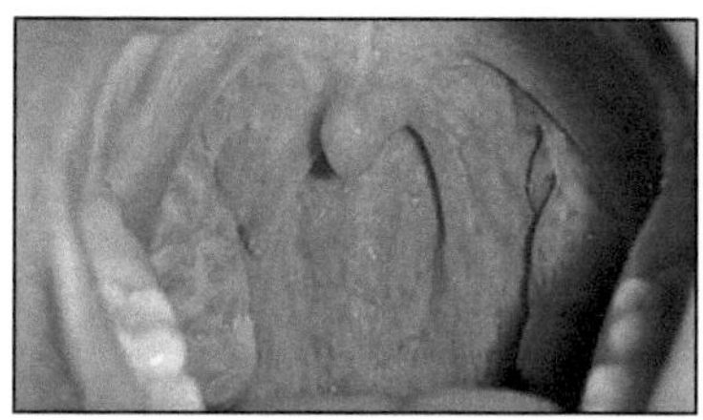

b. ***O teste do corante azul de toluidina*** - Trusted Source de um tipo especial de corante chamado azul de toluidina é utilizado para revestir o interior da boca e quaisquer áreas anormais que o corante toque tornar-se-ão um azul mais escuro do que as áreas à sua volta. É útil para levantar ou confirmar a suspeita clínica de malignidade ou pré-malignidade e tem a capacidade de reduzir o número de biopsias efectuadas.[66]

b. Revisão da literatura

Foi realizado um estudo cujo objetivo era a deteção precoce de casos de cancro e pré-cancro através da utilização de trabalhadores dos cuidados de saúde primários num estudo de campo realizado no Sri Lanka. Numa área de controlo, os indivíduos com lesões orais foram identificados por médicos dentistas. No estudo, 34 trabalhadores dos cuidados de saúde primários puderam, paralelamente às suas tarefas de rotina, examinar a cavidade oral de 28 295 indivíduos durante um período de 52 semanas; foram detectados 1220 indivíduos com lesões que necessitavam de ser reexaminadas. O desempenho destes profissionais de saúde foi muito satisfatório em termos de número de casos detectados e de exatidão dos seus diagnósticos, que foram verificados por um reexame num centro de referência especialmente designado. Os diagnósticos clínicos das três categorias de lesões detectadas foram os seguintes: lesões de estádio 1 para observação (leucoplasia homogénea ou ulcerada), lesões de estádio 2 para investigação (leucoplasia salpicada, eritroplasia ou fibrose submucosa) e lesões de estádio 3 para tratamento (cancro). Houve uma correspondência de 89% entre os diagnósticos dos estádios 1-3 efectuados pelos profissionais de saúde e os diagnósticos clínicos feitos no centro de referência. No entanto, a adesão dos pacientes foi baixa, porque apenas 50% dos casos detectados no terreno foram para o centro de referência. A relação custo-eficácia desta abordagem ao controlo do cancro foi demonstrada.[67]

O objetivo deste estudo foi estabelecer a sensibilidade e a especificidade de um exame clínico para a deteção de cancro oral precoce e de pré-cancro. Foi realizado um programa de rastreio durante um ano e foram examinados 2027 indivíduos com 40 anos ou mais. O rastreio foi efectuado em dois locais: oportunamente em departamentos ambulatórios de um hospital dentário e por convite postal num consultório médico no centro da cidade. O procedimento de rastreio incluiu um questionário sobre hábitos e um exame oral efectuado por dois dentistas independentes. O primeiro dentista examinador (o examinador) era um médico dentista de clínica geral, um dentista da comunidade ou um dentista júnior do hospital. Havia 24 dentistas no grupo do examinador. Um segundo dentista examinador único (um especialista) forneceu o diagnóstico definitivo, ou "padrão de ouro", com o qual os resultados dos examinadores foram comparados. Um rastreio foi definido como positivo se fosse detectada uma mancha branca, uma mancha vermelha ou uma úlcera com uma duração superior a duas semanas. Cada indivíduo foi classificado como positivo ou negativo tanto pelo examinador como pelo especialista. O examinador e o especialista não tinham conhecimento dos resultados um do outro. A prevalência da doença, segundo o especialista, foi de 2,7 por cento. Os resultados dos 24 examinadores foram agrupados e deram uma sensibilidade global de 0,74 (IC de 95%, 0,62 a 0,86), uma especificidade de 0,99 (IC de 95%, 0,985-0,994) e valores preditivos positivos e negativos de 0,67 e 0,99, respetivamente.[68]

Foi realizado um estudo prospetivo transversal num centro médico de cuidados terciários, cujo objetivo era investigar a sensibilidade e a especificidade dos dispositivos portáteis de reflectância de tecidos e de autofluorescência para o rastreio de doentes com cancro da cabeça e do pescoço, em comparação com o exame padrão. Foram incluídos doentes previamente tratados por cancro da cabeça e do pescoço (n=88) entre 2009-2010. Os doentes foram rastreados utilizando a visualização de luz branca (padrão de cuidados) e comparados com a visualização de reflectância de tecidos e autofluorescência. Os resultados do rastreio foram comparados com os da biópsia ou do seguimento a longo prazo. A visualização por autofluorescência teve uma especificidade inferior (81%) e uma sensibilidade equivalente (50%) na deteção do cancro da cavidade oral, quando comparada com a visualização por luz branca (98% de especificidade, 50% de sensibilidade). A visualização da reflectância dos tecidos teve uma sensibilidade fraca (0%) e uma boa especificidade (86%). Os valores preditivos positivo e negativo para o exame padrão de luz branca (50% e 98%, respetivamente) foram superiores a quer a reflectância dos tecidos quer a autofluorescência. Concluiu-se que a iluminação clínica padrão tem uma sensibilidade mais elevada do que a reflectância dos tecidos e a visualização por autofluorescência para a deteção de doença em doentes com antecedentes de cancro da cabeça e do pescoço. Este estudo não apoia os custos acrescidos associados a estes dispositivos.[69]

Foi realizado um estudo quasi-experimental com o objetivo de iniciar um programa educativo de auto-exame para pacientes em risco de cancro oral. O estudo teve como objetivo iniciar um programa educativo de auto-exame para pacientes em risco de cancro oral, avaliando os resultados após três meses. Em sessões individuais presenciais de 15 minutos, os pacientes receberam informação e formação sobre os factores de risco de cancro oral e, em seguida, instruções verbais sobre como realizar o auto-exame oral. Três meses depois, os pacientes foram entrevistados por telefone e questionados se tinham efectuado o auto-exame de forma independente em casa. O programa foi avaliado através de um questionário de modelo de crenças de saúde sobre suscetibilidade percebida (3 itens), gravidade (8 itens), benefícios (4 itens), barreiras (8 itens) e eficácia (6 itens). Oitenta e seis pacientes (37 mulheres [43,1%] e 49 homens [56,9%]) com uma idade média de 58,60 10,7 anos completaram o programa de auto-exame oral. A análise de regressão logística indicou que os pacientes que se sentiam sujeitos a suscetibilidade (OR: 0,0395% IC: 0,0-0,86; p < 0,008) e benefícios (OR 0,11 95% 0,02-0,63; p < 0,013) tinham maior probabilidade de realizar o auto-exame. Concluiu-se que são necessários programas de formação em auto-exame oral para diminuir a morbilidade e mortalidade por cancro oral.[70]

Foi realizado um estudo cujo objetivo era determinar a eficácia de um programa de vigilância remota do cancro oral baseado em telemóveis (Oncogrid) que liga os cuidados dentários primários e os profissionais de saúde da linha da frente (FHW) a especialistas em cancro oral. A população do estudo (N = 3.440) incluiu uma coorte direcionada (n = 2.000) e uma coorte oportunista (n = 1.440) rastreada por FHW e profissionais de medicina dentária, respetivamente. Os autores compararam a eficácia do rastreio em ambos os grupos, sendo o diagnóstico especializado considerado o padrão de referência. Os resultados medidos foram a deteção de lesões e a obtenção de imagens interpretáveis da cavidade oral. Na coorte direcionada, entre 51 de 81 (61%) imagens interpretáveis, 23 de 51 (45%) das lesões foram confirmadas por especialistas, enquanto a coorte oportunista mostrou 100% de concordância com os especialistas (106 de 106). Sessenta e dois de 129 (48%) dos doentes recomendados foram submetidos a biópsia; 1 de 23 (4%) pertenciam à coorte selecionada e 61 de 106 (57%) pertenciam à coorte oportunista. Noventa por cento das lesões foram confirmadas como malignas ou potencialmente malignas. Concluiu-se que a abordagem baseada na saúde móvel adoptada neste estudo ajudou a deteção precoce remota do cancro oral por parte de médicos dentistas dos cuidados primários num contexto de recursos limitados. É necessária uma maior otimização deste programa para que o sistema possa ser adotado para FHW. Também se justifica a avaliação da sua eficácia numa população maior.[62]

Foi realizado um estudo com o objetivo de avaliar a eficácia a longo prazo deste programa na redução da incidência de displasia avançada e de mortes por cancro oral. Um programa de rastreio do cancro oral, de base populacional e de âmbito nacional, tem sido realizado em Taiwan desde 2004. Foram convidados residentes com 18 anos de idade com hábitos orais de fumar cigarros e/ou mastigar betel quid. O método da taxa de mortalidade padronizada foi utilizado para comparar os números observados de cancros orais avançados e mortes por cancro oral entre os participantes no rastreio com os números esperados derivados da mortalidade entre os não participantes. Foi também realizada uma análise de intenção de tratamento da taxa relativa de redução dos cancros orais em estado avançado e da mortalidade por cancro oral. A taxa global de rastreio foi de 55,1%. O risco relativo de morte por cancro oral foi de 0,53 (intervalo de confiança [IC] de 95%, 0,51-0,56) em resultado do rastreio, em comparação com o risco esperado de mortes por cancro oral na ausência de rastreio. O risco relativo correspondente foi de 0,74 (IC 95%, 0,72-0,77) após o ajustamento para o viés de auto-seleção. O risco relativo de cancro oral avançado para o grupo rastreado versus o grupo não rastreado foi de 0,62 (IC 95%, 0,59-0,64), que aumentou para 0,79 (IC 95%, 0,76-0,82) após o ajustamento para o viés de auto-seleção. O estudo concluiu que um programa de rastreio do cancro oral organizado e de base populacional, dirigido a mais de 2 milhões de fumadores de cigarros e/ou mascadores de betel quid de Taiwan, demonstrou a eficácia da redução dos cancros orais de fase III ou IV e da mortalidade por cancro oral. Estes resultados baseados em provas corroboram e apoiam a estratégia de rastreio da inspeção visual oral para a prevenção do cancro oral entre indivíduos de alto risco em áreas com uma elevada incidência de cancro oral.[71]

Foi realizado um estudo de caso-controlo com o objetivo de determinar a utilidade do azul de toluidina na marcação de um local de biopsia em doenças potencialmente malignas. Foi selecionado um total de 500 doentes. O estudo incluiu 17 casos de lesões e 23 controlos normais. A coloração com azul de toluidina foi tida em consideração para identificar lesões orais potencialmente malignas clinicamente duvidosas e para comparar a avaliação clínica com a coloração com azul de toluidina seguida de uma biopsia por punção e avaliação histológica. O SPSS Statistics versão 16.0 e o teste do qui-quadrado foram utilizados para a análise estatística. O local mais comum para lesões potencialmente malignas foi a mucosa bucal. A sensibilidade do azul de toluidina foi de 88,89%, enquanto a especificidade foi de 74,19%. Os valores preditivos positivos e preditivos negativos foram de 50% e 97,83%, respetivamente. P = 0,000672 foi considerado estatisticamente significativo. Concluiu-se que os resultados parecem ser promissores, mas muitos estudos deste tipo têm de ser realizados em maior escala para nos ajudarem a identificar exatamente a capacidade do azul de toluidina a longo prazo.[66]

Foi realizado um estudo analítico transversal com o objetivo de avaliar a utilidade dos agentes comunitários de saúde (ACS) na identificação de lesões da mucosa oral utilizando o telemóvel health (mHealth). Este é um programa de rastreio do cancro oral baseado em telemóveis no local de trabalho. Todos os participantes foram rastreados por dois CHWs seguidos por um especialista em medicina oral. Os questionários baseados em telemóveis incluíam a avaliação do risco entre os participantes. Por recomendação de um especialista, um cirurgião oral efectuou uma biopsia. O diagnóstico do especialista no local, confirmado por histopatologia, foi considerado como padrão de ouro. Todos os indivíduos receberam o protocolo de tratamento padrão. Um especialista remoto em medicina oral analisou os dados carregados no Sistema de Registo Médico Aberto. Foram calculados a sensibilidade, a especificidade e os valores preditivos positivos e negativos. A concordância inter-avaliadores foi analisada com o teste do coeficiente kappa de Cohen (κ) e a capacidade de diagnóstico dos CHWs, do especialista no local e do especialista remoto foi ilustrada utilizando a curva caraterística de funcionamento do recetor. Os ACS identificaram lesões orais em 405 (11,8%) indivíduos, o especialista no local identificou-as em 394 (11,4%) indivíduos e o especialista à distância em 444 (13%). A concordância inter-avaliadores entre o CHW e o especialista no local mostrou uma concordância quase perfeita com o coeficiente kappa de Cohen (κ) de 0,92 e uma concordância substancial entre o CHW e o especialista remoto de 0,62. A sensibilidade, a especificidade, os valores preditivos positivos e negativos dos ACS na identificação de lesões orais foram de 84,7, 97,6, 84,8 e 97,7%, respetivamente. O estudo concluiu que os CHWs com formação podem ajudar a identificar doenças orais potencialmente malignas e podem ser utilizados no programa de rastreio do cancro oral. Os CHWs podem utilizar a saúde móvel de forma eficaz.[72]

Foi realizado um estudo transversal para avaliar a eficácia do auto-exame da boca (EMA) como ferramenta de auto-rastreio para a deteção de lesões da mucosa oral numa população indígena da Malásia com elevado risco de doenças orais pré-malignas e malignas. Foram selecionadas duas aldeias como base de amostragem com base na prevalência do hábito de mascar tabaco e betel quid. Foi pedido aos inquiridos que verificassem a sua boca quanto à presença de lesões ou anomalias. Foi dada formação sobre o cancro oral, incluindo a EMA. Posteriormente, foi pedido aos inquiridos que realizassem a MSE. Por fim, foi efectuado um exame clínico oral

(ECO) por um especialista e registada a presença de lesões na mucosa oral. Quase 64,5% dos inquiridos apresentaram níveis elevados de dificuldade e baixa capacidade de visualização e retração da mucosa, ao passo que 3% demonstraram um elevado nível de atenção durante a realização da EEM. A prevalência de lesões da mucosa oral foi de 59,0 por cento, enquanto a prevalência de doenças orais potencialmente malignas (OPMD) foi de 9,0 por cento. A deteção de lesões orais pelos inquiridos que utilizaram a EMA foi inferior à deteção pelo padrão-ouro. A sensibilidade e a especificidade da MSE para a deteção de todos os tipos de lesões foram de 8,6 e 95,0 por cento, respetivamente. Ao analisar cada tipo de lesão separadamente, verificou-se que a EMA era mais sensível na deteção de inchaços (10,0%) e mais específica na identificação de lesões brancas (97,8%). Para a deteção de OPMD, embora a especificidade fosse elevada (98,9 por cento), a sensibilidade (0 por cento) e a +RL (0) eram fracas. Por conseguinte, o estudo concluiu que a EMA não é uma ferramenta de auto-rastreio eficaz para a deteção precoce de lesões potencialmente malignas nesta população.[65]

Foi realizado um estudo transversal para explorar a utilidade da MSE na deteção de lesões pré-cancerosas do cancro oral na população indígena com baixo nível de literacia do distrito de Dehradun. Trata-se de um inquérito realizado nas comunidades tribais Buksa do distrito de Dehradun, na Índia. Dos sete tehsils do distrito, foram selecionados aleatoriamente dois, dos quais foram selecionadas duas aldeias. Os indivíduos pertencentes à tribo Buksa com mais de 18 anos de idade foram reunidos num local comum. Um total de 539 pessoas que deram o seu consentimento foram incluídas no estudo. Utilizando um questionário, foram obtidas informações sobre dados sociodemográficos, história de factores de risco e prática de MSE através do método de entrevista, seguido de registo oral dos resultados por um único perito. Posteriormente, foi ensinado aos participantes o desempenho da EEM e foi-lhes pedido que registassem o mesmo em . A análise descritiva e o teste do qui-quadrado foram aplicados sempre que aplicável e o nível de significância foi mantido abaixo de 0,05. Observou-se que, dos 539 participantes, 220 (40,8%) praticavam a EQM e 319 (59,2%) nunca a tinham praticado. Uma análise mais aprofundada mostrou que um total de 39% de homens e 42,7% de mulheres tinham hábitos de MSE e esta diferença não foi estatisticamente significativa ($P > 0,05$). No total, a prevalência de lesões orais identificadas pelo profissional de saúde foi de 213 (39,5%), enquanto que a EQM mostrou apenas uma taxa de prevalência de 69 (12,8%). A EMA teve uma sensibilidade baixa (24,6%), mas uma especificidade elevada (87,4%) para todas as lesões, sendo mais sensível na deteção de úlceras (72,7%) e mais específica na identificação de lesões vermelhas (99,2%). O estudo concluiu que, embora a sensibilidade da EMA para a deteção de lesões orais pré-malignas/malignas fosse baixa, a especificidade era muito elevada. Esforços frequentes para educar e encorajar o público sobre a EMA podem aumentar a eficácia e a adesão.[73]

Rastreio de doentes com VIH/SIDA

As lesões orais são frequentemente o prenúncio de uma infeção precoce pelo VIH. Mais de 90% dos doentes com SIDA têm uma ou mais manifestações orais durante o curso da sua doença. As lesões orais do VIH causam dor, desconforto, boca seca, restrições alimentares e são uma fonte constante de infecções oportunistas. A deteção precoce de lesões orais relacionadas com o VIH pode ser usada para diagnosticar a infeção pelo VIH, monitorizar a progressão da doença, prever o estado imunitário e resultar numa intervenção terapêutica atempada.[1] As manifestações orais comuns incluem candidíase, eritema gengival linear, periodontite ulcerativa necrosante, xerostomia, sarcoma de Kaposi, lesões do vírus herpes simplex, úlceras aftosas, verrugas associadas ao papilomavírus humano (HPV) e leucoplasia pilosa.[74]

A lesão oral mais comum associada ao VIH é a candidíase oral, observada em quase 90% dos indivíduos seropositivos. A candidíase oral pode ter um amplo espetro de manifestações, desde formas pseudomembranosas a eritematosas e hiperplásicas. A candidíase pseudomembranosa também tem sido associada ao declínio do estado imunitário e é considerada um precursor da imunodeficiência grave em doentes com contagens de CD4+ < 200 células/mm^3 e pode assim ajudar a prever o prognóstico e a progressão da infeção.[75]

As manifestações periodontais são observadas em cerca de 80% dos indivíduos com VIH. As lesões periodontais incluem o eritema gengival linear e a gengivite/periodontite necrosante. É necessário diagnosticar estas lesões o mais cedo possível para evitar repercussões desastrosas como a estomatite necrosante.

A leucoplasia pilosa oral (LPO) causada pelo vírus Epstein-Barr é vista de forma proeminente nos bordos laterais da língua como estrias brancas onduladas verticais. Estas lesões são observadas em 50% dos indivíduos com SIDA e são mais frequentemente observadas em homens homossexuais. A presença de OHL correlaciona-se positivamente com a progressão da doença e é frequentemente observada durante as fases mais avançadas da doença.

O sarcoma de Kaposi é uma neoplasia hematológica maligna que é mais comum na SIDA e é causada pela infeção pelo HHV8. É geralmente observado como máculas ou nódulos roxo-avermelhados que envolvem o palato e a gengiva. Estas lesões podem ser observadas em qualquer fase da doença. O linfoma não-Hodgkin é a segunda neoplasia maligna mais frequente na SIDA. É observado como uma massa de crescimento rápido, comum na gengiva, palato e língua. É necessária uma biopsia para o diagnóstico definitivo destas duas lesões.

As úlceras aftosas recorrentes são úlceras idiopáticas frequentemente observadas na mucosa não queratinizada da cavidade oral e podem apresentar uma vasta gama de manifestações clínicas que variam entre aftas menores, aftas maiores e ulcerações herpetiformes. A ulceração aftosa em indivíduos seropositivos é frequentemente extensa, envolvendo vários locais, ou é muitas vezes maior e irregular. Estas lesões são observadas em doentes com uma contagem de CD4+ < 100 células/mm^3 e são marcadores da progressão da doença VIH.[76]

Lesões orais e sua apresentação clínica associadas ao VIH[77]:

➢ **Candidíase pseudomembranosa**

- Manifestação inicial de infeção sintomática pelo VIH
- A prevalência foi registada como sendo de 95%
- Placas macias brancas/amarelas, semelhantes a caracóis, na mucosa oral
- Depósitos facilmente removíveis por raspagem suave

➢ **Candidíase eritematosa**

- Manchas vermelhas planas na superfície dorsal da língua e do palato duro
- Podem ser observadas manchas e placas brancas, mas estas não são normalmente visíveis

- **Queilite angular**
  - Lesão vermelha, ulcerada e fissurada no ângulo da boca
- **pilosa**
  - Lesões assintomáticas bilaterais, verticalmente onduladas ou brancas e peludas nos bordos laterais da língua
  - Não amovível
  - Raramente, as lesões podem ocorrer na mucosa bucal
- **Eritema gengival linear**
  - Faixa linear bem demarcada de vermelhidão intensa ao longo das margens gengivais
  - A quantidade de eritema é desproporcionadamente intensa em relação à quantidade de placa observada
  - Não existe ulceração
- **Gengivite ulcerosa necrosante**
  - Ulceração dolorosa das papilas interdentais associada a halitose e hemorragia gengival espontânea
  - Pode observar-se descamação
- **Periodontite ulcerosa necrosante (NUP)**
  - Doença periodontal rapidamente progressiva que resulta em perda óssea
  - Pode observar-se destruição ou sequestro de osso e os dentes podem soltar-se
  - Associada a dor intensa (sensibilidade dentária)
- **Estomatite ulcerosa necrosante**
  - Extensão do NUP aos tecidos moles
  - Sequestro ósseo
- **Sarcoma de Kaposi**

- Lesões roxas/violáceas indolores na mucosa gengival palatina/anterior; mais tarde tornam-se elevadas e ulceradas

- **Sarcoma não-Hodgkin**

- Massa borrachosa de crescimento rápido na fossa amigdalina, palato ou gengiva

- **Herpes simplex (HSV)**

- Grupos de pequenas vesículas/úlceras dolorosas no palato ou na gengiva
- A maioria dos casos de infecções por HSV são recorrentes.
- As lesões do herpes labial localizam-se no vermelhão ou na junção mucocutânea dos lábios; formam crostas quando se rompem; o herpes labial também é conhecido como herpes labial.

- **Herpes zoster**

- Prodrómio de dor, vesículas múltiplas na pele do rosto, lábios e estruturas intra-orais
- Segue a distribuição do nervo e pode ser complicada por nevralgia pós-herpética

- **Condiloma acuminado**

- As verrugas têm um aspeto nodular ou de couve-flor, frequentemente múltiplas

- **Xerostomia**

- A boca seca, muitas vezes com língua fissurada, promove as cáries dentárias.

- **Inchaço das glândulas salivares**

- Inchaços unilaterais/bilaterais das glândulas salivares

- **Púrpura trombocitopénica**

- Tendências hemorrágicas; petéquias na mucosa oral

- **Hiperpigmentação melanótica**

- Lesões lineares melanóticas na gengiva

- **Histoplasmose**

- Crescimento necrótico/úlceras

➢ **Criptococose**

- Lesões ulcerativas necróticas

➢ **Úlceras tuberculosas**

- Lesões ulcerativas geralmente na língua ou na gengiva
- Normalmente, o doente tem tuberculose pulmonar

➢ **Reacções liquenóides**

- Lesões brancas semelhantes a rendas na mucosa oral

➢ **Eritema multiforme**

- Lábio ulcerativo e lesões intra-orais

➢ **Cáries dentárias**

- Cárie dentária

➢ **Nevralgia do trigémeo**

- Dor tipo choque ao longo da distribuição do nervo trigémeo

➢ **Paralisia facial**

- Parestesia unilateral da face

Estádios clínicos associados ao VIH[77]

Forte associação Candidíase
Leucoplasia pilosa
Sarcoma de Kaposi
Linfoma não-Hodgkin
Doença periodontal

Associação moderada Infeção bacteriana
Hiperpigmentação
Estomatite necrotizante

Doenças das glândulas salivares

Infecções virais

Associação ligeira Reacções medicamentosas

Infecções fúngicas

Perturbações neurológicas

Foi realizado um estudo transversal para avaliar as prevalências e os padrões das lesões orais que ocorrem no vírus da imunodeficiência humana (VIH) e na síndrome da imunodeficiência adquirida (SIDA). Foi realizado entre 200 pessoas que vivem com VIH/SIDA (PlwHA) que frequentavam regularmente um centro de aconselhamento e tratamento em Dar es Salaam, Tanzânia. Foi utilizada uma entrevista guiada por questionário e uma avaliação clínica oral. Foi observada uma confidencialidade rigorosa e o cumprimento dos códigos éticos. A idade média dos participantes era de 38,91 anos (desvio padrão: 10,424; moda: 35 anos; mediana: 37,0 anos; amplitude: 15-76 anos). A maioria dos participantes (58,5%) estava ciente das predisposições para a ocorrência de lesões orais, como a candidíase oral (60,0%) no VIH/SIDA, e a maioria destes (72,0%) estava ciente de que as lesões são tratáveis. Alguns participantes referiram a ocorrência de aftas orais (22,5%) e ulcerações labiais (28,5%), embora apenas 47,0% destes tivessem procurado aconselhamento médico. Os exames revelaram que 29,0% dos participantes tinham pelo menos uma lesão oral associada ao VIH/SIDA. As prevalências dos vários tipos de lesões foram: 11,5% para herpes simples; 7,5% para candidíase oral; 4,0% para leucoplasia pilosa oral; 3,5% para sarcoma de Kaposi; 1,5% para boca seca; 0,5% para queilite angular e 0,5% para gengivite ulcerativa necrosante aguda. O herpes simples e o sarcoma de Kaposi foram mais frequentemente observados no sexo masculino (56,5% e 71,4%, respetivamente), enquanto a candidíase oral e a boca seca foram mais frequentemente observadas no sexo feminino (86,7% e 66,7%, respetivamente) (χ^2 = 16,692, P = 0,016). Concluiu-se que as prevalências de lesões orais associadas ao HIV/AIDS em PlwHA e em uso de terapia antirretroviral são persistentes, de intensidade moderada e variam de acordo com o estado imunológico individual. O nível de conscientização desses pacientes sobre as lesões orais foi satisfatório, mas as linhas formais de manejo médico-odontológico não foram priorizadas. O protocolo contemporâneo para o manejo das lesões orais deve ser compreendido e divulgado ao público em geral pelos dentistas.[78]

Foi realizado um estudo transversal cujo objetivo era determinar a prevalência de lesões orais e a sua relação com uma série de factores em doentes com VIH/SIDA que frequentam um centro de VIH. Um total de 110 pacientes seropositivos foi examinado para investigar a prevalência de lesões orais de acordo com os critérios estabelecidos pelo Centro de Coordenação da Comunidade Europeia para os Problemas Orais Relacionados com a Infeção por VIH. Foi utilizado um teste T independente para a correlação das lesões orais com a contagem de CD4+ e um teste χ^2 para a análise da relação entre a co-infeção com o vírus da hepatite B (VHB), o contacto sexual, a via de transmissão, a história de abuso de drogas e a história de encarceramento. A maioria dos casos era do sexo masculino (82,7%). A idade média de todos os participantes foi de 36,2± 8,1 anos. As lesões orais mais notórias foram o transporte galopante, a periodontite grave e a candidíase oral. As lesões orais foram mais prevalentes em pacientes entre 26-35 anos de idade. Houve uma diferença significativa entre os doentes com e sem candidíase pseudomembranosa e queilite angular de acordo com o nível médio de CD4+. Concluiu-se que as apresentações orais mais comuns foram a periodontite grave, a candidíase pseudomembranosa e a xerostomia.[79]

Foi realizado um ensaio clínico controlado e aleatório no Centro GHESKIO em Port-au-Prince, Haiti, entre 2004 e 2009. 816 participantes infectados com o VIH e sem tratamento antiretroviral com contagens de células T CD4 entre 200 e 350 células/mm^3 foram aleatorizados para o início imediato do tratamento antiretroviral (grupo precoce; N = 408), ou para o início quando a contagem de células T CD4 era inferior ou igual a 200 células/mm^3 ou com o desenvolvimento de uma condição definidora de SIDA (grupo retardado; N = 408). De 3 em 3 meses, todos os participantes foram submetidos a um exame oral. A incidência de lesões orais foi de 4,10 no grupo precoce e de 17,85 no grupo retardado (p-value < 0,01). Em comparação com o grupo inicial, registou-se uma incidência significativamente mais elevada de candidíase, leucoplasia pilosa, herpes labial e herpes simplex recorrente no grupo retardado. A incidência de verrugas orais no grupo retardado foi de 0,97 antes da terapia e de 4,27 após o início da TAR (p-valor < 0,01). No grupo retardado , a incidência de verrugas orais após o início do TARV foi significativamente mais elevada do que a observada no grupo precoce (4,27 versus 1,09; p-valor < 0,01). A incidência de verrugas orais aumentou após o início da TAR e, em relação ao grupo precoce, houve um aumento de quatro vezes nas verrugas orais se a TAR foi iniciada após um diagnóstico de SIDA. Com base nos nossos resultados, a candidíase, a leucoplasia pilosa, o herpes labial e o herpes simplex recorrente indicam imunossupressão e a necessidade de iniciar a TAR. Em contrapartida, as verrugas orais são um sinal de reconstituição imunitária após o início da TARV.[80]

Foi realizado um estudo transversal descritivo cujo objetivo foi investigar a presença de lesões orais em doentes infectados pelo vírus da imunodeficiência humana/síndrome da imunodeficiência adquirida (VIH/SIDA) e estabelecer a sua presença de acordo com os níveis de células CD4+ (incluindo o rácio de células CD4+/CD8+). Foram incluídos 75 doentes infectados com VIH. As lesões orais foram observadas e classificadas de acordo com as diretrizes de classificação da Organização Mundial de Saúde. Foram estudadas as potenciais correlações entre a presença e a gravidade das lesões orais e as células CD4+, incluindo o rácio de células CD4+/CD8+. A lesão oral mais frequente detectada foi a candidíase pseudomembranosa oral (80,0%), seguida de doença periodontal (40,0%), lesões herpéticas (16,0%), leucoplasia pilosa (16,0%), gengivite (20,0%), ulceração oral (12,0%), sarcoma de Kaposi (8,0%) e linfoma não-Hodgkin (4,0%). A contagem de CD4+ era de 500 células/mm^3 em 12 casos (16,0%). A contagem média de CD4+ foi de 182,18 células/mm^3. O rácio médio de células CD4+/CD8+ foi de 0,26. Todos os doentes apresentavam pelo menos uma manifestação oral. Concluiu-se que não havia correlação entre o rácio de células CD4+/CD8+ e a presença de lesões orais. A gravidade das lesões era mais acentuada quando a contagem de células CD4+ era inferior a 200 células/mm^3.[81]

Foi realizado um estudo transversal retrospetivo com o objetivo de avaliar a prevalência de lesões da mucosa oral relacionadas com o VIH numa coorte de doentes italianos VIH+ que frequentam regularmente as Clínicas de Doenças Infecciosas. Foram incluídos cento e setenta e sete (n = 177) pacientes e 30 (16,9%) deles apresentavam doenças da mucosa oral relacionadas com o VIH. Foram encontradas principalmente em pacientes do sexo masculino com mais de 35 anos de idade, em terapia antirretroviral combinada (cART) e com contagem de CD4+ < 500/µL. A candidíase oral foi a lesão oral mais comum relacionada com o VIH. Não foram detectadas correlações significativas entre a prevalência da infeção por HPV e outros parâmetros clínicos (contagem de linfócitos, tratamento cART e carga viral). Concluiu-se que as doenças da mucosa oral relacionadas com o VIH podem estar correlacionadas com a imunossupressão. O diagnóstico precoce e a gestão de lesões orais em doentes VIH+ devem fazer parte do acompanhamento regular, numa perspetiva multidisciplinar de colaboração entre especialistas em medicina oral e em doenças infecciosas, numa tentativa de reduzir a morbilidade devida a lesões orais e modular a terapêutica antirretroviral de acordo com o estado imunitário do doente.[82]

DISCUSSÃO

No contexto de um programa de despistagem, valores preditivos negativos elevados e um número reduzido de falsos negativos tornam um programa de despistagem potencialmente viável numa população. Um número moderado de falsos positivos também torna o rastreio viável do ponto de vista económico da saúde, embora isso exija modelação e mais trabalho. Também é importante reconhecer que a cárie dentária é uma doença de crescimento lento e que, por isso, um falso negativo em si mesmo não constitui uma "ameaça à vida", particularmente no contexto da consulta de rotina, em que os pacientes seriam vistos novamente.

Estudos anteriores mostraram que o desempenho de diagnóstico do método fotográfico era mais elevado na dentição primária do que na dentição permanente. Sugeriram que o método fotográfico poderia ser mais eficaz quando está presente uma arcada mais curta com um número reduzido de superfícies dentárias, como nas crianças mais novas. No entanto, isso pode ser agravado pelos desafios apresentados por crianças pequenas que podem não cooperar durante a fotografia dentária. O estudo revelou que os pais apoiavam a utilização de plataformas digitais para o rastreio dentário no futuro. O estudo utilizou tecnologia móvel de fácil utilização e formou os prestadores de cuidados primários de crianças muito pequenas em tele-rastreio dentário. Esta abordagem pode ser benéfica para a primeira exposição de uma criança a cuidados dentários, que pode ser rastreada num ambiente familiar.

Em 2020-2021, todas as cirurgias electivas e procedimentos médicos e cirúrgicos não essenciais, incluindo cuidados dentários, foram adiados durante o início do surto de COVID-19, como parte dos esforços do governo para controlar a propagação da infeção. A utilização da tele-odontologia no rastreio dentário virtual pode ajudar a evitar o congestionamento das instalações de saúde oral e garantir um acesso sustentável aos cuidados dentários, o que contribuiria diretamente para reduzir o risco de COVID-19. Para facilitar o rastreio dentário, a formação de profissionais de saúde não orais (por exemplo, pessoal escolar ou prestadores de cuidados primários) relativamente à utilização da tele-dentisteria pode ser valiosa para a recolha de dados clínicos de crianças para posterior avaliação por dentistas. Além disso, o envolvimento de pessoal não ligado à saúde com formação em vigilância epidemiológica pode ser benéfico, particularmente em locais onde o acesso a cuidados dentários é limitado. Um conjunto crescente de provas indica que o envolvimento de pessoal não ligado à saúde com formação no rastreio e na prestação de serviços de promoção da saúde oral tem sido benéfico. A formação e o desenvolvimento deste tipo de mão de obra exigiriam menos tempo e menos recursos do que a formação de profissionais de saúde oral para a recolha de dados clínicos.

Os resultados do estudo sugerem que o tele-rastreio oferece um meio preciso e fiável para o rastreio virtual de cáries dentárias com base em fotografias intra-orais móveis obtidas pelos participantes em casa. Os melhores resultados do estudo podem ser atribuídos à formação suficiente dada aos revisores dentários, à qualidade das fotografias e ao equipamento utilizado na fotografia dentária. A abordagem de tele-rastreio demonstrou uma concordância substancial a quase perfeita com os exames dentários não assistidos. Além disso, a fiabilidade intra-examinador foi elevada, sugerindo que os revisores dentários foram consistentes na sua pontuação e identificação de lesões cariosas a partir das fotografias intra-orais. A qualidade das fotografias e a capacidade de rever as fotografias com exatidão são críticas quando se avalia a viabilidade da abordagem de tele-rastreio. As limitações inerentes ao método fotográfico decorrem principalmente do atraso na focagem automática da câmara, da iluminação inadequada e da visão bidimensional das fotografias, que permite a visualização de todas as superfícies dentárias. Embora tenha sido fornecido um manual de instruções de fotografia aos participantes para obter fotografias de alta qualidade, a adesão ao protocolo pode ainda apresentar alguns desafios. É necessária mais investigação para explorar a utilização de inteligência artificial para efetuar controlos de qualidade na fotografia dentária. Apesar destes desafios, a maioria dos participantes considerou a fotografia dentária fácil de utilizar.

A abordagem fotográfica ao rastreio dentário demonstrou um nível de diagnóstico aceitável na deteção de cáries, particularmente em crianças mais novas com dentição primária. Os prestadores de cuidados primários poderiam utilizar as câmaras dos seus smartphones para obter fotografias dentárias da boca dos seus filhos e pedir a um perito dentário que analisasse essas imagens em linha. Isto garantiria que as crianças tivessem avaliações dentárias regulares, mesmo durante períodos de confinamento, o que, eventualmente, pode contribuir para melhorar a saúde dentária e o bem-estar geral da criança.

Os fluidos corporais têm sido utilizados para o rastreio de doenças sistémicas e da periodontite. Alguns estudos demonstraram a utilidade do FGC e da saliva para o diagnóstico da periodontite. Embora se tenham acumulado muitas provas da utilização do FGC para o diagnóstico da periodontite, é difícil obtê-lo em todos os locais da dentição. Assim, o FGC pode ser aceitável para uso clínico, mas não para fins epidemiológicos e, especialmente, não para o rastreio em massa. Em contrapartida, a amostragem de saliva total é muito mais fácil, não invasiva e mais barata do que a recolha do FGC. Além disso, a recolha de saliva é menos dispendiosa e demorada, uma vez que o examinador dentário apenas necessita de instruir o sujeito a mastigar uma pastilha elástica ou cera. No estudo, a LDH salivar foi considerada a enzima mais útil para o rastreio da periodontite. A LDH é uma enzima ubíqua que desempenha um papel significativo no diagnóstico clínico de processos patológicos. Alguns estudos compararam os níveis de LDH no FGC entre indivíduos com bolsas periodontais e aqueles com bolsas saudáveis. Alguns investigadores demonstraram que a atividade da LDH é mais elevada em indivíduos com profundidade de sondagem (PD) aumentada do que em indivíduos com PD saudável e que a progressão da doença periodontal pode estar associada ao nível de LDH no FGC. São necessários mais estudos para confirmar a origem das enzimas e para determinar se os indivíduos sem doença periodontal e com níveis elevados de enzimas no soro apresentam níveis normais das enzimas na saliva

As pontuações do índice PSR nas avaliações de pré-tratamento foram validadas como um forte indicador das necessidades de cirurgia de acesso periodontal em sextantes de dentição não tratada, mas sobrestimaram marcadamente as necessidades de acesso cirúrgico remanescentes após a conclusão da terapia periodontal não cirúrgica. Como a PSR não fornece informações ao longo do tempo sobre como o estado clínico de locais periodontais individuais dentro de um sextante pode mudar após a terapia periodontal, tem apenas uma utilidade limitada para pacientes com periodontite tratada. A utilização de critérios de pontuação de sextante idênticos aos do PSR, mas sem avaliação da furca ou da mobilidade dentária, revelou-se inadequada para a deteção longitudinal da atividade da doença da periodontite recorrente em pacientes adultos tratados que recebem cuidados de manutenção periodontal sistemáticos de 3 meses.

Muitos pais procuram informações sobre a saúde dos seus filhos em linha e estudos demonstraram que têm uma atitude positiva em relação à utilização da IA para os seus filhos. As perspectivas actuais e as orientações futuras da IA na ortodontia e na medicina dentária têm sido bem debatidas e a sua aplicação na ortodontia tem-se centrado principalmente na análise e no diagnóstico cefalométrico. Centrando-se nos tratamentos de camuflagem, foi proposta uma metodologia de aprendizagem automática para o diagnóstico de extracções dentárias. O estudo utilizou o programa V-ceph e modelos de redes neurais para diagnosticar extrações, mas com um tamanho de amostra menor em comparação com outros estudos. Além disso, o estudo também exigiu imagens faciais cefalométricas dos pacientes.

Observou-se que, ao comparar as alterações displásicas que ocorrem em vários locais com a histopatologia, não foram observadas diferenças estatisticamente significativas, o que mostra que o azul de toluidina não pode ser utilizado como uma ferramenta para alterações displásicas específicas do local, mas como uma ferramenta adjuvante na identificação de lesões potencialmente malignas na cavidade oral como um todo. É útil para levantar ou confirmar a suspeita clínica de malignidade ou pré-malignidade e tem a capacidade de reduzir o número de biópsias efectuadas.

CONCLUSÃO

O conceito de rastreio de doenças oferece a possibilidade de levar intervenções benéficas para a saúde a indivíduos aparentemente saudáveis, sem doenças conhecidas. A abordagem epidemiológica é necessária para analisar os problemas de desempenho dos testes de despistagem, bem como as questões da eficácia da intervenção através da despistagem. A aplicação de técnicas de rastreio levanta questões éticas importantes no que respeita às relações entre os indivíduos, os programas de rastreio e a sociedade em geral. Estas questões reflectem a incerteza e o desacordo quanto à forma como os benefícios e os prejuízos da intervenção através da despistagem devem ser valorizados e distribuídos. O desenvolvimento de um programa de despistagem representa um desafio técnico complexo, pelo que devem ser utilizadas estratégias sólidas de planeamento e gestão de projectos para a sua implementação. Os programas de rastreio em curso devem ser continuamente melhorados através da aplicação da garantia de qualidade e da implementação de sistemas para minimizar os erros e os danos. Devem também ser avaliados periodicamente, para assegurar que os benefícios esperados em termos de eficácia e relação custo-eficácia sejam alcançados, o que exige sistemas contínuos de recolha e avaliação de dados. A aplicação destes princípios a diferentes programas de rastreio nas principais áreas das infecções, doenças genéticas, doenças vasculares e cancro, e em diferentes fases da vida, requer conhecimentos pormenorizados e especializados.

BIBLIOGRAFIA

1. Park K. Park's textbook of preventive and social medicine. 26.ª ed. Jabalpur, Índia: Banarasidas Bhanot Publishers; 2022.
2. Wilson JMG, Jungner G. Principles and practice of screening for disease (Princípios e prática do rastreio de doenças). Public health papers No. 34. Genebra: OMS; 1968:26-39.
3. Oxford Textbook of Global Public Health. 6th edition. Oxford University Press, 2015; 1507-1521.
4. Selzer ML. The Michigan alcoholism screening test: the quest for a new diagnostic instrument. Am J Psychiatry. 1971 Jun;127(12):1653-8.
5. Organização Mundial de Saúde. Qual é o peso da doença oral? OMS; 2014.
6. Petersen PE, Bourgeois D, Ogawa H, Estupinan-Day S, Ndiaye C. The global burden of oral diseases and risks to oral health. Boletim do Órgão Mundial de Saúde. 2005;83(9):661-9. Epub 2005 Sep 30.
7. Leake JL, Birch S. Public policy and the market for dental services. Community Dent Oral Epidemiol. 2008;36(4):287-95.
8. WAYBURN E. Mass miniature radiography; a survey in the United States Army Air Forces. Am Rev Tuberc. 1946 Dec; 54(6):527-40
9. Raffle, A.E. e Gray, J.A.M. (2007). Screening: Evidence and Practice. Oxford: Oxford University Press
10. Thorner, Robert M. e Quentin R. Remein. "Principles and Procedures in the Evaluation of Screening for Disease." (1961).
11. Pober BR, Morris CA. 2007. Diagnosis and management of medical problems in adults with Williams-Beuren syndrome (Diagnóstico e gestão de problemas médicos em adultos com síndrome de Williams-Beuren). Am J Med Genet Part C Semin Med Genet 145C:280-290.

12. McKeown T, editor. Screening in medical care: reviewing the evidence, a collection of essays. Londres, Reino Unido: Oxford University Press; 1968.
13. COMISSÃO SOBRE DOENÇAS CRÓNICAS. In: *Volume I Chronic Illness in the United States, Volume I: Prevention of Chronic Illness (Prevenção de doenças crónicas).* Cambridge, MA e Londres, Inglaterra: Harvard University Press; 1957.
14. UK National Screening Committee (2000). Second Report of the National Screening Committee (Segundo relatório do Comité Nacional de Rastreio). Londres: Ministério da Saúde.
15. Reiser, S.J. (1980). Fórum Mundial da Saúde, 1 (1 e 2) 99- 103.
16. Cochrane, A.L. e Holland, W.w. (1971). Br.Med. Bull, 27:3
17. Andermann, A., Blancquaert, I., Beauchamp, S., e Déry, V. (2008). Revisitar Wilson e Jungner na era genómica: uma revisão dos critérios de rastreio nos últimos 40 anos. Boletim da Organização Mundial de Saúde, 86(4), 241-320.
18. Cochrane, A.L. e Holland, W.W. (1971). Validação dos procedimentos de rastreio. British Medical Bulletin, 27, 3-8.
19. Le Riche, W.H. e Jean Milner (1971). Epidemiology as Medical Ecology, Churchill Livingstone.
20. Chamberlain, J.M. (1984). Que programas de rastreio prescritivos valem a pena? Journal of Epidemiology and Community Health, 38, 270-7.
21. Lin S, Mauk A. Oral health: addressing dental diseases in rural India [Saúde oral: abordagem das doenças dentárias na Índia rural]. Implement Public Health Interventions in Developing Countries (Implementar intervenções de saúde pública nos países em desenvolvimento); 2012:105-29.

22. Lançado programa de saúde dentária escolar. The Hindu [Internet], Tambaram, 2001 Jun 22 [citado 2014 Dec 5]. Disponível em: http://www. thehindu.com/todays-paper/tp-national/tp-tamilnadu/school-dental health-programme-launched/article2124869.ece.
23. Campo de rastreio dentário maciço para estabelecer o recorde do Guinness. The Hindu [Internet], Coimbatore, 8 de outubro de 2010[citado em 5 de dezembro de 2014]. Disponível em: http://www.thehindu.com/todays-paper/tp- national/tp-tamilnadu/massive-dental-screening-camp-to-set-guinness record/article819188. Ece.
24. Hebbal M, Nagarajappa R. Does school-based dental screening for children increase follow-up treatment at dental school clinics? J Dent Educ. 2005 Mar 1;69(3):382-6.
25. Brocklehurst P, Ashley J, Walsh T, Tickle M. Relative performance of different dental professional groups in screening for oclusal caries. Community Dent Oral Epidemiol. 2012 Jun;40(3):239-46.
26. Macey R, Glenny A, Walsh T, Tickle M, Worthington H, Ashley J, Brocklehurst P. A eficácia do rastreio de doenças dentárias comuns por terapeutas de higiene: um estudo de precisão do teste de diagnóstico. J Dent Res. 2015 Mar;94(3 Suppl):70S-78S.
27. Estai M, Kanagasingam Y, Huang B, Checker H, Steele L, Kruger E, Tennant M. The efficacy of remote screening for dental caries by mid-level dental providers using a mobile teledentistry model. Community Dent Oral Epidemiol. 2016 Oct;44(5):435-41.
28. Estai M, Kanagasingam Y, Mehdizadeh M, Vignarajan J, Norman R, Huang B, Spallek H, Irving M, Arora A, Kruger E, Tennant M. Mobile photographic screening for dental caries in children: Desempenho de diagnóstico comparado com o exame dentário visual sem ajuda. J Public Health Dent. 2022 Mar;82(2):166-175.
29. Azimi S, Estai M, Patel J, Silva D. A viabilidade de uma abordagem de saúde digital para facilitar o rastreio dentário remoto entre crianças em idade pré-escolar durante a COVID-19 e as restrições sociais. Int J Paediatr Dent. 2023 maio;33(3):234-245.

30. Qari AH, Hadi M, Alaidarous A, Aboalreesh A, Alqahtani M, Bamaga IK, Patel J, Estai M. A exatidão do tele-rastreio assíncrono para a deteção de cáries dentárias em fotografias de telemóvel captadas pelo paciente: Um estudo piloto. Saudi Dent J. 2024 Jan;36(1):105-111.

31. Newman, M. e Carranza, F. Carranza's Clinical Periodontology. Publicação Elsevier. 12th edição. Pg. no. 521-522.

32. Genco RJ. Visão atual dos factores de risco das doenças periodontais. J Periodontol 1996;67(10 Suppl):1041-9.

33. Nunn ME. Compreender a etiologia da periodontite: uma visão geral dos factores de risco periodontal. Periodontol 2000 2003;32:11-23.

34. Hourdin S, Glez D, Gagnot G, Sorel O, Jeanne S. Um método de rastreio da doença periodontal, J Dentofacial Anom Orthod 2013;16:104.

35. Persson RE, Tzannetou S, Feloutzis AG, Bragger U, Persson GR, Lang NP. Comparação entre radiografias panorâmicas e intra-orais para a avaliação dos níveis de osso alveolar numa população de manutenção periodontal. J Clin Periodontol 2003;30(9): 833-9.

36. Nomura Y, Tamaki Y, Tanaka T, Arakawa H, Tsurumoto A, Kirimura K, Sato T, Hanada N, Kamoi K. Screening of periodontitis with salivary enzyme tests. J Oral Sci. 2006 Dec;48(4):177-83.

37. Hodges KO. Conceitos em terapia periodontal não cirúrgica. Albany, NY. Delmar Publishers. 1998.

38. Ainamo J, Barnes D, Beagrie G, et. al. Desenvolvimento do índice periodontal comunitário de necessidades de tratamento (CPITN) da Organização Mundial de Saúde (OMS). Int Dent J. 1982 Sep;32(3):281-91.

39. Covington LL, Breault LG, Hokett SD. A aplicação do rastreio e registo periodontal (PSR) numa população militar. J Contemp Dent Pract. 2003 Aug 15;4(3):36-51.

40. Associação Dentária Americana e Academia Americana de Periodontologia. Kit do Programa de Formação em Rastreio e Registo Periodontal, Chicago. (1992).

41. Kugahara T, Shosenji Y, Ohashi K. Rastreio da periodontite em mulheres grávidas com enzimas salivares. J Obstet Gynaecol Res. 2008 Feb;34(1):40-6.

42. Nomura Y, Tamaki Y et al. Rastreio de doenças periodontais utilizando desidrogenase láctica salivar, nível de hemoglobina e modelação estatística. Journal of Dental Sciences (2012) 7,379-383.

43. Kudo C, Naruishi K, Maeda H, Abiko Y, Hino T, Iwata M, Mitsuhashi C, Murakami S, Nagasawa T, Nagata T, Yoneda S, Nomura Y, Noguchi T, Numabe Y, Ogata Y, Sato T, Shimauchi H, Yamazaki K, Yoshimura A, Takashiba S. Avaliação do teste de IgG de plasma/soro para rastreio de periodontite. J Dent Res. 2012 Dec;91(12):1190-5.

44. Nomura Y, Okada A, Kakuta E, Gunji T, Kajiura S, Hanada N. Um novo método de rastreio da periodontite: uma alternativa ao índice periodontal comunitário. BMC Oral Health. 2016 Jun 2;16(1).

45. Rams TE, Loesche WJ. Relação entre o rastreio periodontal e as pontuações do índice de registo e a necessidade de cirurgia de acesso periodontal. J Periodontol. 2017 Oct;88(10):1042-1050.

46. Verhulst MJL, Teeuw WJ, Bizzarro S, Muris J, Su N, Nicu EA, Nazmi K, Bikker FJ, Loos BG. Uma ferramenta rápida e não invasiva para o rastreio da periodontite num contexto de cuidados médicos. BMC Oral Health. 2019 May 23;19(1):87.

47. Jaumet L, Hamdi Z, Julia C, Hercberg S, Touvier M, Bouchard P, Carra MC, Andreeva VA. Periodontite avaliada com uma nova ferramenta de rastreio e qualidade de vida relacionada com a saúde oral: resultados transversais entre adultos da população em geral. Qual Life Res. 2023 Jan;32(1):259-272.

48. Ovsenik M. Avaliação da má oclusão na dentição permanente: fiabilidade das medições intra-orais. Eur J Orthod. 2007 Dec;29(6):654-9.

49. Hanna A, Chaaya M, Moukarzel C, El Asmar K, Jaffa M, Ghafari JG. Má oclusão em crianças do ensino básico em Beirute: gravidade e factores sociais/comportamentais relacionados. Int J Dent. 2015; 2015:351231.

50. Grippaudo C, Paolantonio EG, Luzzi V, Manai A, La Torre G, Polimeni A. Triagem ortodôntica e tempo de tratamento em pré-escolares. Clin Exp Dent Res. 2019 Feb 10;5(1):59-66.

51. Kılıç B, İbrahim AH, Aksoy S, Sakman MC, Demircan GS, Önal-Süzek T. Uma abordagem de triagem ortodôntica centrada na família usando um aplicativo móvel baseado em aprendizado de máquina. J Dent Sci. 2024 Jan;19(1):186-195.

52. Balasubramaniam AM, Sriraman R, Sindhuja P, Mohideen K, Parameswar RA, Muhamed Haris KT. Técnicas de diagnóstico baseadas na autofluorescência para o cancro oral. J Pharm Bioallied Sci. 2015 Ago;7(Suppl 2):S374-7.

53. Remmerbach TW, Weidenbach H, Müller C, Hemprich A, Pomjanski N, Buckstegge B, Böcking A. Valor diagnóstico das regiões organizadoras nucleolares (AgNORs) em biópsias em escova de lesões suspeitas da cavidade oral. Anal Cell Pathol. 2003;25(3):139-46.

54. Verma R, Singh A, Badni M, Chandra A, Gupta S, Verma R. Avaliação da citologia esfoliativa no diagnóstico de lesões orais pré-malignas e malignas: A cytomorphometric analysis. Dent Res J (Isfahan). 2015 Jan-Fev;12(1):83-8.

55. Lançado o OralScan, um prático instrumento de rastreio do cancro oral. https://dst.gov.in/oralscan-handy-oral-cancer-screening-tool-launched.

56. Oralscan, Sascan Meditech Pvt Ltd, Trivandrum. https://sascan.in/oral-cancer-screening-device/.

57. Shegekar T, Vodithala S, Juganavar A (17 de agosto de 2023) O papel emergente das biópsias líquidas na revolução do diagnóstico e da terapia do cancro. Cureus 15(8).

58. W. Nilsen, S. Kumar, A. Shar et al., "Advancing the science of mHealth," Journal of Health Communication, vol. 17, no. sup1, pp. 5-10, 2012.

59. V. Thampi, R. Hariprasad, A. John et al., "Feasibility of training community health workers in the detection of oral cancer," JAMA Network Open, vol. 5, no. 1, Article ID e2144022, 2022.

60. N. Haron, S. Rajendran, T. G. Kallarakkal et al., "High referral accuracy for oral cancers and oral potentially malignant disorders using telemedicine," Oral Diseases, 2021.

61. K. Vinayagamoorthy, S. Acharya, M. Kumar, K. C. Pentapati e S. Acharya, "Eficácia de um modelo de rastreio remoto para doenças orais potencialmente malignas utilizando uma aplicação de mensagens gratuita: um teste de diagnóstico para um estudo de precisão", Australian Journal of Rural Health, vol. 27, n.º 2, pp. 170-176, 2019.

62. P. N. Birur, S. P. Sunny, S. Jena et al., "Mobile health application for remote oral cancer surveillance," Journal of e American Dental Association, vol. 146, n.º 12, pp. 886-894, 2015.

63. B. Praveen, A. Shubhasini, R. Bhanushree et al., "Smokeless tobacco-associated lesions: a mobile health approach," e Journal of Contemporary Dental Practice, vol. 16, no. 10, pp. 813-818, 2015.

64. SELF ORAL CANCER SCREENING, Department of Diagnostic Sciences 1100 Florida Ave, New Orleans, LA. https://www.lsusd.lsuhsc.edu/socs/

65. Ghani WMN, Razak IA, Doss JG, Ramanathan A, Tahir Z, Ridzuan NA, Edgar S, Zain RB. O auto-exame da boca como ferramenta de rastreio de doenças orais potencialmente malignas numa população indígena de alto risco. J Public Health Dent. 2019 Sep;79(3):222-230.

66. Parakh MK, Jagat Reddy RC, Subramani P. Toluidine Blue Staining in Identification of a Biopsy Site in Potentially Malignant Lesions (Coloração com azul de toluidina na identificação de um local de biopsia em lesões potencialmente malignas): Um estudo de caso-controlo. Ásia Pac J Oncol Nurs. 2017 Out-Dez;4(4):356-360.

67. Warnakulasuriya KA, Ekanayake AN, Sivayoham S, Stjernswärd J, Pindborg JJ, Sobin LH, Perera KS. Utilização de trabalhadores dos cuidados de saúde primários para a deteção precoce de casos de cancro oral e pré-cancro no Sri Lanka. Boletim do Órgão Mundial de Saúde. 1984;62(2):243-50.

68. Jullien JA, Downer MC, Zakrzewska JM, Speight PM. 1995. Avaliação de um teste de rastreio para a deteção precoce do cancro oral e do pré-cancro. Community Dent Health. 12(1):3-7.

69. Sweeny L, Dean NR, Magnuson JS, Carroll WR, Clemons L, Rosenthal EL. Avaliação da autofluorescência e reflectância dos tecidos para o rastreio do cancro da cavidade oral. Otolaryngol Head Neck Surg. 2011 Dec;145(6):956-60.

70. Jornet PL, Garcia FJ, Berdugo ML, Perez FP, Lopez AP. Auto-exame da boca numa população em risco de cancro oral. Aust Dent J. 2015 Mar;60(1):59-64.

71. Chuang SL, Su WW, Chen SL, Yen AM, Wang CP, Fann JC, Chiu SY, Lee YC, Chiu HM, Chang DC, Jou YY, Wu CY, Chen HH, Chen MK, Chiou ST. Population-based screening program for reducing oral cancer mortality in 2,334,299 Taiwanese cigarette smokers and/or betel quid chewers. Cancer. 2017 May 1;123(9):1597-1609.

72. Birur NP, Gurushanth K, Patrick S, Sunny SP, Shubhasini AR, Gurudath S, et al. O papel do agente comunitário de saúde num programa de saúde móvel para a deteção precoce do cancro oral. Indian J Cancer 2019.

73. Shah A, Bhushan B, Akhtar S, Singh PK, Garg M, Gupta M. Eficácia do auto-exame da boca para o rastreio de doenças pré-malignas/malignas orais na população tribal do distrito de Dehradun. J Family Med Prim Care 2020; 9:4381-5.

74. Sifri R, Diaz VA Jr, Gordon L, et al. Oral health care issues in HIV disease: developing a core curriculum for primary care physicians. *J Am Board Fam Pract*. 1998; 11:434-444.

75. Kerdpon D, Pongsiriwet S, Pangsomboon K, Iamaroon A, Kampoo K, Sretrirutchai S, et al. Manifestações orais da infeção pelo VIH em relação ao estado clínico e imunológico CD4 em doentes do norte e do sul da Tailândia. Oral Dis 2004; 10:138-44.

76. James A, Gunasekaran N, Thayalan D, Krishnan R, Mahalingam R. Diagnosticar lesões orais em indivíduos imunocomprometidos: Um relato de caso com uma revisão da literatura. J Oral Maxillofac Pathol. 2022 Feb;26(Suppl 1): S139-S142.

77. Saini R. Lesões orais: Um verdadeiro indicador clínico do vírus da imunodeficiência humana. J Nat Sci Biol Med. 2011 Jul;2(2):145-50.

78. Mwangosi IE, Tillya J. Lesões orais associadas ao VIH/SIDA em pacientes seropositivos que frequentam um centro de aconselhamento e tratamento em Dar es Salaam. Int Dent J. 2012 Aug;62(4):197-202.

79. Pakfetrat A, Falaki F, Delavarian Z, Dalirsani Z, Sanatkhani M, Zabihi Marani M. Manifestações orais de doentes infectados com o vírus da imunodeficiência humana. Iran J Otorhinolaryngol. 2015 Jan;27(78):43-54.

80. Batavia AS, Secours R, Espinosa P, Jean Juste MA, Severe P, Pape JW, et al. (2016) Diagnóstico de lesões orais associadas ao VIH em relação à terapêutica antirretroviral precoce versus retardada: Results from the CIPRA HT001 Trial. PLoS ONE 11 (3): e0150656.

81. Berberi A, Aoun G. Lesões orais associadas ao vírus da imunodeficiência humana em 75 pacientes adultos: um estudo clínico. J Korean Assoc Oral Maxillofac Surg. 2017 Dez;43(6):388-394

82. Tarozzi, M.; Baruzzi, E.; Decani, S.; Tincati, C.; Santoro, A.; Moneghini, L.; Lodi, G.; Sardella, A.; Carrassi, A.; Varoni, E.M. Lesões da Mucosa Oral Relacionadas com o VIH: Um estudo transversal numa coorte de pacientes italianos. Biomedicines 2024, 12, 436.

ABREVIATURAS

AI – Artificial Intelligence

AIDS- Acquired Immune Deficiency Syndrome

DIFOTI – Digital Imaging Fiber-Optic Transillumination

FOTI – Fiber-Optic Transillumination

GCF – Gingival Crevicular Fluid

HIV – Human Immunodeficiency Virus

HPV – Human Papilloma Virus

MSE – Mouth Self-Examination

NUP – Necrotizing Ulcerative Periodontitis

OHL – Oral Hairy Leukoplakia

PSR – Periodontal Screening and Recording

PD – Probing Depth

WHO – World Health Organization

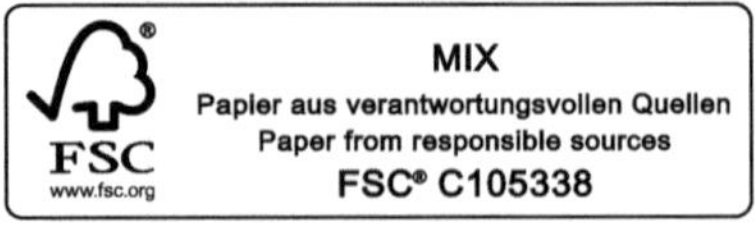

Printed by Books on Demand GmbH, Norderstedt / Germany